中医传世经

笔花医镜

清·江涵暾◎著

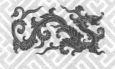

中国医药科技出版社

图书在版编目(CIP)数据

笔花医镜/(清)江涵暾著. —北京:中国医药科技
出版社,2016.5
(中医传世经典诵读本)
ISBN 978 – 7 – 5067 – 8173 – 2

Ⅰ.①笔… Ⅱ.①江… Ⅲ.①中医学 – 临床医学 –
中国 – 清代 Ⅳ.①R249.49

中国版本图书馆 CIP 数据核字(2016)第 036079 号

美术编辑 陈君杞
版式设计 锋尚设计
出版 **中国医药科技出版社**
地址 北京市海淀区文慧园北路甲 22 号
邮编 100082
电话 发行:010 – 62227427 邮购:010 – 62236938
网址 www.cmstp.com
规格 880 × 1230mm $\frac{1}{64}$
印张 $2\frac{1}{4}$
字数 61 千字
版次 2016 年 5 月第 1 版
印次 2021 年 2 月第 3 次印刷
印刷 三河市百盛印装有限公司
经销 全国各地新华书店
书号 ISBN 978 – 7 – 5067 – 8173 – 2
定价 10.00 元

内容提要

　　《笔花医镜》又名《卫生便览》，系清·江涵暾著。江氏名秋，字涵暾，号笔花，浙江归安人。嘉庆十三年（1808年）二甲第八十九名进士，官广东会同知县。江氏素精医术，该书成于清道光四年（1824年）。全书共分四卷。全书从诊法、五脏六腑、儿科、女科四方面论述疾病的证治，尤其是将脏腑用药分为补泻猛将、次将，十分方便临床医生辨证选药治疗。《笔花医镜》自刻版后被称为医学门径书，内容简要，流传较广。

序

天下之至变者病也，天下之至精者医也，欲极其精以穷其变，虽千万言不足以发明其绪。是以岐雷贷季而后，名家辈出，议论纷如。而合诸病情变幻，有难以按图而索骥者，瞰何人斯，而敢以一二浅言，谓足以罄乃事乎。然至变者病，而可见者恃乎形，至精者医，而可据者恃乎理，以形求理，即以简驭繁，达乎此，通乎彼，固有千万言所不能尽，而一二语足以赅也矣。瞰自中岁究心医学，往来于江浙之间，深知其难，亦不敢自安于拙，迨服官东粤，学渐荒芜，而习见此邦医士，如文家相题布局，理法未清，其何以司活人之柄耶。病家固不甚讲求，但以神鬼为福，即偶延医诊，而默受其误者，亦终莫之知，是诚不服药为良矣，可慨也夫。瞰久思引救，碍于官箴，兹将引退还山，略举其要，镌为一编，俾人人得有简要之方，偶遇一症，自可按对病情，审为何脏何腑，是阴是阳，不乖乎表里虚实寒热之真，即知为心肝脾胃肺肾之疾。症既洞澈，药自效灵，较诸授命于瞽，以身为鹄者，其损益可昭然判也。诚愿有志者熟玩是编，据为要领，而旁参诸大家之说，自可一览了然。将近以事亲，远以济众，于生灵不无稍补焉，是为序。

道光四年孟夏之月上浣浙江归安江涵暾自序

放痧有十法

一在头顶心百会穴，一在印堂，一在两太阳穴，一在喉中两旁，一在舌下两旁，一在双乳，一在两手十指头，一在两臂弯，一在两足十指头，一在两腿弯。

凡痧有青筋紫筋现于一处，或现数处，必须用银针刺之，先去其毒血，然后据用药治其脾肝肾肠胃经络用药。治痧当分经络，腰背巅顶连风府胀痛难忍，足太阳膀胱经之痧也；两目红赤，唇干鼻燥，腹中绞痛，足阳明胃经之痧也；腹胀极痛不能屈伸，四肢无力，泄泻不已，是太阴脾经之痧也；胁肋痛胀，痛连两耳，是少阳胆经之痧也；心胸吊痛，身重难医，作肿作胀，是厥阴肝经之痧也；痛连腰肾，小腹胀硬，是少阴肾经之痧也；咳嗽声哑无一逆发呛，手太阴肺经之痧也。半身疼痛，麻木不仁，左足不能屈伸者，手太阳小肠经之痧也。半身胀痛，俯仰俱废，右足不能屈伸者，手阳明大肠经之痧也；病重沉沉，昏昧不省，或狂言乱语，不省人事，手少阴心经之痧也；或醒或昧或独语一二句，手少阴心包络之痧也；胸腹热胀，揭去衣被，干燥无极，手少阳三焦之痧也。痧与杂痧往往相兼而发，但当首重治痧，兼医难症。惟胎前产后有痧，当并虑处治。盖胎前宜补，痧症宜消；产后宜温，痧后宜凉也，故用药需斟酌。痧前忌热汤。热汤粥汤未会诊物。思吃未食恐坚。痧现日久变少，奇症，难医。痧后不可骤进饮食，必耐一二日，否则痧胀变重证。痧症凶症，胸中高起，如馒饺状，背心一点痛，角弓反张，腰肾一点痛，心胸左右一点痛，肠胸痛，四肢胀痛。鼻如烟熏，舌倦囊缩，环口黧黑，头汗如珠，喘而不休，昏昧不醒，放痧不出，痧块大痛。

笔花医镜

目　录

卷　一

诊脉歌 …………………………………………………… 001

望舌色 …………………………………………………… 002

望闻问切论 ……………………………………………… 003

表里虚实寒热辨 ………………………………………… 004

内伤外感杂治说 ………………………………………… 008

伤寒论治 ………………………………………………… 010

虚劳论治 ………………………………………………… 011

疫痢疟肿论治 …………………………………………… 012

附列诸方 ………………………………………………… 014

中医传世经典诵读本

卷 二

脏腑证治 …………………………………… 031

　心部（手少阴属脏） ………………………… 031

　肝部（足厥阴属脏） ………………………… 037

　脾部（足太阴属脏） ………………………… 043

　肺部（手太阴属脏） ………………………… 051

　肾部（足少阴属脏） ………………………… 057

　胃部（足阳明属腑） ………………………… 062

　膀胱部（足太阳属腑） ……………………… 068

　胆部（足少阳属腑） ………………………… 071

　大肠部（手阳明属腑） ……………………… 074

　小肠部（手太阳属腑） ……………………… 077

　三焦部（手少阳属腑） ……………………… 078

　心包络部（手厥阴属腑） …………………… 078

卷 三

儿科目录 …………………………………… 079

　儿科论治 …………………………………… 079

笔花医镜

儿科证治 ·········· 079

儿科论治 ············ 079

初生保治 ············ 080

外热内热辨 ············ 081

非惊论 ············ 082

痰火闭证 ············ 083

木侮土证 ············ 084

大惊猝恐 ············ 084

夜啼 ············ 085

吐泻 ············ 085

伤暑 ············ 086

食积痞积虫积痰积水积 ············ 086

疳证 ············ 087

盗汗自汗 ············ 088

咳嗽 ············ 088

解颅龟胸龟背 ············ 089

中医传世经典诵读本

卷 四

女科目录 ·· 098

女科证治 ·· 098

    种子要论 ·································· 099

    妇女证论 ·································· 099

    室女 ······································ 100

    月经 ······································ 100

    肝气 ······································ 102

    带下 ······································ 103

    嗣孕 ······································ 103

    胎前诸证 ·································· 104

    临产将护法 ································ 107

    产后诸证 ·································· 109

女科列方 ·· 112

笔花医镜各证总目 ·························· 121

例 论 ·· 128

笔花医镜

卷 一

诊脉歌

病人双腕仰，高骨定为关。（依掌后之高骨定为关脉）寸脉量虎口，尺脉准臂弯。（关前距虎口一寸故曰寸关，后距臂弯一尺故曰尺）左寸心包络，左关胆与肝。左尺司何职，膀胱肾系焉。右寸胸中肺，胃脾属右关。要知大肠肾，右尺自昭然。

口鼻一呼吸，脉来四五跳。此是无病者，平和气血调。三至为迟候，六至作数教。迟则寒之象，数则热之标。一二寒愈盛，七八热更饶。

轻举得皮面，表邪脉故浮。若是病在里，重取须沉求。洪长征实健，细弱识虚柔。水湿并痰饮，滑利又弦遒。紧促气内乱，伏涩气凝留。妊娠中止代，失血中空芤。（代脉中止芤脉中空）只此尚易见，其他渺以幽。

望舌色

舌者心之窍，凡病俱现于舌，能辨其色，症自显然。舌尖主心，舌中主脾胃，舌边主肝胆，舌根主肾。假如津液如常，口不燥渴，虽或发热，尚属表证，若舌苔粗白，渐厚而腻，是寒邪入胃，挟浊饮而欲化火也。此时已不辨滋味矣，宜用半夏、藿香，迨厚腻而转黄色，邪已化火也，用半夏、黄芩。若热甚失治则变黑，胃火甚也，用石膏、半夏，或黑而燥裂，则去半夏，而纯用石膏、知母、麦冬、花粉之属以润之，至厚苔渐退。而舌底红色者，火灼水亏也，用生地、沙参、麦冬、石斛以养之，此表邪之传里者也。其有脾胃虚寒者，则舌白无苔而润，甚者连唇口面色俱痿白，此或泄泻或受湿，脾无火力，速宜党参、焦术、木香、茯苓、炙草、干姜、大枣以振之。虚甚欲脱者，加附子、肉桂，若脾热者，舌中苔黄而薄，宜黄芩。心热者，舌尖必赤，甚者起芒刺，宜黄连、麦冬、竹卷心。肝热者，舌边赤或芒刺，宜柴胡、黑山栀。其舌中苔厚而黄者，胃微热也，用石斛、知母、花粉、麦冬之类，若舌中苔厚而黑燥者，胃大热也，必用石膏、知母。如连牙床唇口俱黑，则胃将蒸烂矣，非石膏三四两、生大黄一两，加粪金汁、人中黄、鲜生地汁、天冬麦冬汁、银花露大剂之投，不能救也，此惟时疫发癍及伤寒症中多有之。余尝治一独子，先后用石膏至十四斤余，而癍始透，病始退，此其中全恃识力。再有舌黑而润泽者，此系肾虚，宜六味地黄汤。若满舌红紫色而无苔者，此名绛舌，亦属肾虚，宜生地、熟地、天冬、麦冬等。更有病后绛舌如镜，发亮而光，或舌底嗌干而不饮冷，此肾水亏极，宜大剂六味地黄汤投之，以救其津液，方不枯涸。

望闻问切论

望者看形色也，闻者听声音也，问者访病情也，切者诊六脉也，四事本不可缺一。而惟望与问为最要，何也，盖闻声一道，不过审其音之低高，以定虚实，嗽之闷爽，以定升降，其他则无可闻者。切脉一道，不过辨其浮沉以定表里，迟数以定寒热，强弱以定虚实，其他则胸中了了，指下难明。且时大时小，忽浮忽沉，六脉亦难定准，故医家谓据脉定证，是欺人之论也，惟细问情由，则先知病之来历，细问近状，则又知病之深浅。而望其部位之色、望其唇舌之色、望其大小便之色，病情已得八九矣，而再切其脉，合诸所问所望，果相符否，稍有疑义，则默思其故。两两相形，虚与实相形、寒与热相形、表与里相形。其中自有把握之处，即可定断。慎斯术也以往，其无所失矣。

表里虚实寒热辨

凡人之病，不外乎阴阳；而阴阳之分，总不离乎表里虚实寒热六字尽之。夫里为阴，表为阳；虚为阴，实为阳；寒为阴，热为阳。良医之救人，不过能辨此阴阳而已。庸医之杀人，不过错认此阴阳而已。假如发热恶寒，鼻塞咳嗽，头痛，脉浮，舌无苔，口不渴，此病之在表者也。如或潮热恶热，口燥，舌黄，腹痛便涩，脉沉，此病之在里者也。假如气短体弱，多汗惊悸，手按心腹，四肢畏冷，脉来无力，此病之本虚者也。若病中无汗，或狂躁不卧，腹胀拒按，脉实有力，此病之又实者也。假如唇舌俱白，口不渴，喜饮热汤，鼻流清涕，小便清，大便溏，手足冷，脉迟，此病之犯寒者也。若舌赤目红，口渴喜冷，烦躁，溺短便秘，或唇燥舌干，此病之患热者也。凡此皆阴阳之分也。至于邪盛正衰，阴虚火亢等，则又阴中之阳，阳中之阴，其间毫厘千里，命在反掌，辨之者安得而不慎。

表治宜发散也。如初感风寒，发热头痛，但用苏梗（一钱五分）、荆芥（一钱五分）、防风（一钱）、川芎（一钱）、甘草（五分）、生姜（二片）以散之。头痛甚，加羌活（六分）。如鼻塞或流清涕，加半夏（一钱五分）、茯苓、陈皮（各一钱）。如咳嗽，则加桔梗（七分）、杏仁（三钱）、前胡（一钱）之类。一剂得汗而热即退，不必再服。但避风寒，忌油腻，未得汗则再剂而止。若寒热往来，欲作疟状，宜用柴胡（八分）、酒芩（八分）、赤芍（一钱）、制夏（一钱五分）、甘草（五分）、大枣（三枚）、生姜（三片）以和之，虚者加防党（二钱）。此其证在表，切勿妄用枳壳、神曲、麦芽消导之药，引邪入内。

里治宜归经也，有虚实，有寒热，宜辨其病在何脏腑而治之，法详脏腑门，惟喜怒忧思悲恐惊谓之七情，此里证之最难治者。但宽其心而药始效，否则无益也。然证在于里，大忌发散。散之则虚者汗脱，热者煽炽，医家动辄用表，可惧哉。

虚治宜补也，然有阴虚，有阳虚。血虚者为阴虚，宜补其血。轻者用生地（四钱）、首乌（二钱）、归身（一钱五分）、酒芍（一钱五分）、炙鳖甲（二钱）、橹豆皮（三钱）、海参（三钱）、北沙参（三钱）之类；重者用熟地（五钱）、枸杞（三钱）、五味（七分）、萸肉（一钱）、菟丝（一钱）以填之。气虚者为阳虚，宜补其气。轻者用党参（三钱）、白术（二钱）、山药（二钱）、茯苓（一钱五分）、炙草（六分）、红枣（六枚）、生姜（一片）之类；重者用人参（一钱）、黄芪（一钱五分）以振之，气欲脱则并加附子（二钱）、干姜（二钱）以回阳。若气血兼虚，则阴阳并补，八珍汤、十全大补汤皆圣药也。

实治宜泻也，心有火邪，肺有风寒，脾有食积、虫痞、湿热，肝有郁怒之气，胆胃包络膀胱大小肠各能受邪，皆为实证，治法详各脏腑门。然治实以速为功，苟迁延日久，病未去而元气虚，则难以消导矣。

寒治宜温也，寒在表则恶风寒，宜苏叶(一钱)、藿梗(二钱)、荆芥、防风(各一钱)、前胡(一钱五分)、杏仁(三钱)、生姜(三片)之属，以散其邪，甚则桂枝(五分)、麻黄(五分)、细辛(六分)；寒在里则喜热汤，宜制夏(二钱)、藿香(一钱五分)、焦术(一钱五分)、制朴(一钱)、吴茱萸(八分)、焦谷芽(三钱)、煨姜(二片)、砂仁(二粒)之属，以暖其中，甚则附子(六分)、肉桂(六分)、干姜(六分)。凡寒证唇舌必白，脉迟便利，腹或冷痛，一投寒凉，入口立脱，慎之。

热治宜凉也，然热证有实火，有虚火，实火之证，或因外感，或因内郁所致，宜分脏腑治之。火之微者，黑山栀(一钱五分)、石斛(三钱)、地骨皮(二钱)、青蒿(一钱五分)、丹皮(一钱)、连翘(一钱五分)、麦冬(二钱)、花粉(一钱五分)、银花(三钱)、竹叶(五分)、灯心(一握)之属。甚者加黄连(七分)、黄芩(一钱五分)，或石膏(四钱)、知母(一钱五分)，极甚则用大黄(一钱五分)、龙胆草(七分)等。虚火之证，或阳虚外热，口不渴，唇不红，脉不数，宜四君子汤，以补其阳。若阴虚内热，舌或绛，头或痛，目或干，过午便热，宜四物汤、六味地黄汤，以补其阴。

内伤外感杂治说

前言表里虚实寒热六字，病已尽在其中矣，而表里之中，又有内伤外感之治焉。内伤者里证也，而有气血痰郁四字之分；外感者表证也，而有风寒暑湿燥火六字之别。再详其治法，医无余蕴矣。

内伤，一曰气，气虚者，四君子汤。若气实而滞者，宜香苏散、平胃散。二曰血，血虚者，四物汤。若血实而凝者，宜手拈散。三曰痰，痰轻者，二陈汤、六君子。若顽痰胶固，变生怪证，或停饮膈间，宜滚痰丸、小半夏加茯苓汤之类。四曰郁，凡喜怒忧思悲恐惊皆能致郁，郁小者越鞠丸、逍遥散。若五郁互结，腹膨肿满，二便不通，宜神佑丸、承气汤之类。此内伤之治也。

外感，一曰风，真中风是也，非表治中之偶感风寒也。风有中腑中脏中血脉之殊，中腑者与伤寒同。太阳

笔花医镜

用加味香苏散，阳明用葛根汤，少阳用小柴胡汤，中脏者眩仆昏冒，痰声如锯。内有热风寒风二种，热闭则先用搐鼻散，次以牛黄丸灌之，便结胀用三花汤。冷脱则汗珠头摇，以附子理中汤急救之，或三生饮。中血脉者，口眼　斜，半身不遂，大秦艽汤加竹沥、姜汁、钩藤。二曰寒，伤寒是也。寒在表，则与风之中腑治同。寒入里，用附子理中汤法。详伤寒论。三曰暑，暑轻者但烦渴，益元散足矣。暑重者汗喘昏闷，消暑丸灌之。寒包暑者，头痛恶寒而烦渴，四味香薷饮加荆芥、秦艽。若暑天受湿而霍乱，藿香正气散主之。更有干霍乱证，吐泻不得，俗名绞肠痧，粥饮入口即败，危证也，陈香丸煎汤救之。四曰湿，或受潮，或食冷，面黄身重，平胃散治之。若黄疸则目溺色黄，茵陈大黄汤、茵陈五苓散、茵陈姜附汤。若发肿，五苓散、五皮饮，若渗入筋络，肩背臂痛，用秦艽天麻汤、蠲痹汤。五曰燥，此证惟秋冬时久晴有之，而嗜鸦片者更易犯。其症见鼻干口渴咽痛，舌燥目火，便秘干热，不宜发表，宜用生地、天冬、麦冬、花粉、沙参、元参、归身、梨藕蔗汁之类以润之。六曰火，治法详于前热治中，更审其脏腑，投凉则得矣。然中寒则暴痛，中暑则猝闷，中湿则痰塞，中火则窍闭，皆能猝然昏倒，非中风而似中风，谓之类中。勿概作中风治，此外感之治也。

伤寒论治

伤寒之证，与春温夏热不同。温热证头痛发热，必不恶寒而口渴，若伤寒则异是。其证由表而入里，初起时邪在太阳膀胱经，则头痛恶寒发热，脉浮，宜加味香苏散，或桂枝汤、麻黄汤、柴葛解肌汤。继传阳明胃经，则目痛鼻干，唇焦不渴，宜葛根汤。再传少阳胆经，则目眩耳聋，胸满胁痛口苦，寒热往来，头汗，脉弦，宜小柴胡汤。此三阳传经之表证也，失治则传入三阴矣，其传入太阴脾经者，则腹满痛，下利，脉沉，宜大柴胡汤。其传入少阴肾经者，口燥咽干，痛利清水，目不明，危矣，宜小承气汤、大承气汤。至传入厥阴肝经者，小腹满，舌卷囊缩，厥逆，用大承气汤，或有得生者。亦有不传三阴而传入太阳脾腑者，则口流溺赤，宜五苓散。传入阳明胃腑者，则谵语狂乱，燥渴便闭，转失气，自汗，不得眠，宜白虎汤、调胃承气汤，以上为传经伤寒。因寒化火也，其有初起寒邪直中三阴者，其症腹冷痛，吐清沫，利清谷，蜷卧肢冷，囊缩吐蛔，舌黑而润，脉沉细，此寒证也。中太阴脾，理中汤。中少阴肾，四逆汤。中厥阴肝，白通加猪胆汁汤。急投勿缓，此系医中第一要证，故专论之。

虚劳论治

虚劳之证，大证也，固由真阴亏损，虚火铄金而然。而其始大半由于外感，感邪在肺，则作咳嗽，治失其宜，则咳不已。久咳则伤肺金，金伤不能生水，则肾水日枯，肾火日炽，上灼于肺，再复嗜色欲受外邪，以竭其水，而虚劳成矣。间有本元不足，思虑太过，而心血耗，心火旺，肾水干，肺金痿者，其受病不同，及其成功一也。此等症多见吐血痰涌，发热梦遗，经闭，以及肺痿肺疽，咽痛音哑，侧卧，传尸鬼注诸疾，惟在摒弃一切，不近女色，调饮食，慎风寒，息嗔怒，静养二三年，服药可，不服药亦可，自然生机徐转。复其天和，非旦夕所能效也。然既有症必有治，列方备择，仍在其人之能自养耳。

咳嗽初起用止嗽散加苏梗以散之，如或不已，变生虚热者，佐以团鱼丸。若病势渐深，更佐以月华丸。若吐血，先用四生丸，继用生地黄汤、逍遥散之类。元气虚，五味异功散。如气血虚而发热，八珍汤、人参养荣汤均可。咽痛，用百药煎散，音哑，用通音煎。如遗精，用秘精丸。经闭，泽兰汤。至五脏虚损，则补天大造丸。用药之法，不过如斯而已。此证十存一二，其能存者，皆自养之功，非药力也。

疫痢疟肿论治

疫痢疟三证最多，肿最难治，故合提而论。疫有由天时者，有由人染者。由天时则邪从经络入，为头痛发热咳嗽，颈肿发颐，大头天行之类，用香苏散、普济消毒饮治之。由人染则邪从口鼻入，为憎寒壮热，胸膈满闷，口吐黄涎之类，用神术散、藿香正气散治之。此两路之邪，若传入脏腑，渐至谵语腹胀，唇焦口渴者，宜

治疫清凉散、承气汤治之。总不越乎发散解秽清中攻下
四法而已。痢证则生死所关，良由夏秋之际，暑热在
中，而为风寒生冷所遏，火不得舒，迫而为痢也。热者
为赤，寒者为白，热伤血分者为赤，寒伤气分者为白，
初起时不宜妄攻，宜葛根治痢散以解之。余邪未已，里
急后重，则用治痢奇方以清之。腹胀痛，有坚积，则用
朴黄丸下之。日久脾虚，五味异功散加白芍、黄连、木
香清补之。气虚下陷者，补中益气汤升提之。如邪秽塞
胃，呕逆不食者，开噤散启之。此一定之治法也。疟则
轻于痢矣，寒邪入内，阴阳相搏，初起寒热往来，用香
苏散逐之，随用小柴胡汤和之。三四发后，止疟丹加白
蔻仁、醋炒鳖甲以截之。久疟元虚，六君子汤加柴胡补
之。中气下陷，补中益气汤举之，此易治也。惟肿胀一
证，目胞与足先肿者，水也，先腹大后四肢肿者，臌胀
也，膨胀证用和中丸。虚者白术丸，水肿症四肢肿而腹
不肿者，表也，腹亦肿者，里也。腰以上肿，邪在表
也，宜汗，五皮饮加苏叶、秦艽、防风、荆芥。腰以下
肿，邪在里也，宜利小便。五皮饮加赤小豆、赤苓、泽
泻、车前、萆薢、防己，且烦渴便闭者阳水，热也，五

皮饮加连翘、黄柏、黄芩。不烦渴者阴水，寒也，五皮饮加附子、干姜、肉桂。先肿而后喘，或但肿而不喘者，胃经蓄水也，五皮饮照前加减治之。若先喘而后肿者，肾经聚水也，金匮肾气丸治之，此证最难收功。慎勿误治，更有中风后热伤经络，足不任地，腿肿胀痛者，此脉痿也，用苍术、黄柏、芩、连、冬、斛、归、地、苡、膝、寄生、萆薢、丹参之类。又有肿痛在脚，名曰脚气，风湿胜也，用槟榔、防己、秦艽、天麻、独活、牛膝、桑枝、木瓜之类。

附列诸方

六味地黄汤　滋水制火，专治血虚，亦可为丸。

　　大熟地(四钱)　　山萸肉　　山药(各二钱)　　丹皮
　　茯苓　　泽泻(各一钱五分)

八珍汤　治气血并虚，即四君四物相并。

　　大熟地(四钱)　　西党参(三钱)　　白术　　当归(各二钱)
　　茯苓(二钱)　　白芍(一钱五分)　　川芎(一钱)　　炙甘

草(五分)　加大枣(二枚)

十全大补汤　治阴阳并虚而畏冷。

即八珍汤加黄芪二钱，肉桂六分。

四君子汤　治气虚脾胃不足之证。

人参(三钱)　土炒白术(二钱)　茯苓(二钱)　炙
甘草(五分)　加生姜(二片)　大枣(三枚)

古方用人参，如无力，以西党参代之。

六君子汤　治气虚挟痰。

即四君子汤加制半夏一钱五分，陈皮一钱。

香砂六君子汤　治胃寒吐泻。

即六君子汤加木香一钱，砂仁二粒。

五味异功散　治气虚。

即四君子汤加陈皮一钱。

四物汤　治血虚肝肾不足之证。

大熟地(四钱)　归身　白芍(各二钱)　川芎(一钱)

香苏散 治时邪感冒，头痛发热等证。

苏叶(一钱五分)　陈皮　香附(各一钱二分)　荆芥

秦艽　防风　蔓荆子(各一钱)　川芎(五分)　甘

草(七分)　加生姜(三片)

平胃散 治脾胃不和。胀满呕吐霍乱等证。

藿香(一钱五分)　厚朴(一钱二分)　苍术(八分)

陈皮(一钱)

二陈汤 治肺胃寒痰。

制半夏　陈皮　茯苓(各一钱五分)　炙草(五分)

加生姜(一片)　枣(二枚)

手拈散 治血滞，心腹作痛。

元胡索(醋炒)　五灵脂(醋炒)　草果　没药(各等份)

上为细末，每服三钱，热酒调下。

滚痰丸 治老痰变生怪证。

大黄　炒黄芩(各四两)　青礞石　沉香(各三钱)

辰砂(二钱)

以水为丸，辰砂为衣，每服一二钱，开水下。

小半夏加茯苓汤　　治饮停膈间，加苍术更效。

半夏(姜炒)　　白茯苓(各三钱)　　炙甘草(一钱)

生姜(三片)

越鞠丸　　治郁膈痞满。

香附　山楂　炒神曲　炒麦芽　川芎　苍术

炒栀子(各等份)

上为末，水调丸，如梧桐子大，每服五七十

丸，开水下。

逍遥散　　治肝经血虚木郁。

柴胡　甘草　茯苓　白术　当归　白芍　丹

皮　黑山栀(各一钱)　　薄荷(五分)

神佑丸　　治沉积变病，气血壅滞，湿热风痰郁结。

黑丑(二两)　　大黄(一两)　　芫花　大戟　甘

遂(各五钱)　　轻粉(一钱)

上为末，用皂角去子，煎浓汤糊丸，每服必

泻，勿可轻用。

大承气汤　治邪热闭结，或食积坚硬，宜下之。

　　大黄(三钱)　枳实(一钱五分)　厚朴(一钱)　芒硝

(三钱)

小承气汤　治前证稍缓。

　　即前大承气汤去芒硝。

葛根汤　治邪传阳明，以此解肌。

　　葛根(二钱)　升麻　秦艽　荆芥　赤芍(各一钱)

　　苏叶　白芷(各八分)　甘草(五分)　生姜(二片)

小柴胡汤　治寒热往来，少阳疟疾，口苦耳聋，胸满

胁痛。

　　柴胡(二钱)　赤芍(一钱五分)　甘草　半夏(各一钱)

　　黄芩(一钱五分)　人参(五分)　生姜(二片)　大枣

(二枚)

搐鼻散　治一切闭证，不省人事，吹入鼻中，有嚏者生。

　　细辛　皂角(各一两)　生半夏(五钱)

　　上为细末，入瓷瓶，勿泄气。

牛黄丸 治中风痰火闭结，或喘嗽痰壅，不省人事。

牛黄　麝香　龙脑(以上各六钱另研)　羚角　当归

防风　黄芩　柴胡　白术　麦冬　白芍(各七钱半)

桔梗　茯苓　杏仁　川芎　大豆黄卷　阿

胶(各八钱五分)　蒲黄　人参　神曲(各一两二钱五分)

雄黄(另研四钱)　甘草(二两五钱)　白蔹　肉桂

(各三钱七分)　干姜(三钱七分)　犀角(一两)　山药

(三两五钱)　大枣(五十枚)　金箔(一百五十片为衣)

上为细末，炼蜜同枣膏丸，每两作十丸，金箔
为衣。

三化汤 治中风入脏，热极闭结。

厚朴　大黄　枳实　羌活(各一钱五分)

水煎服。

附子理中汤 治脏寒将脱之证，用以回阳。

人参　白术(各二钱)　附子　干姜　炙甘草

(各一钱)

三生饮　治寒风中脏，六脉沉细。

生南星　生乌头　生附子(各一钱五分)　生姜(五片)　生木香(五分)

此方用人参两许同投更有益。

大秦艽汤　治风中经络，口眼㖞斜等证。

秦艽(一钱五分)　炙草　川芎　当归　芍药
生地　熟地　茯苓　羌活　独活　白术　防风
白芷　黄芩(各八分)　细辛(二分)

如阴雨，加生姜三片同煎。

益元散　利窍清暑。

甘草(一两)　滑石(六两)

消暑丸　治中暑昏闷。

制半夏(四两)　茯苓　甘草(各二两)

共为末，生姜汁糊丸。

四味香薷饮　治风寒闭暑之证。

香薷　扁豆　厚朴(各一钱五分)　炙甘草(五分)

若两足转筋加木瓜、茯苓。

藿香正气散

藿香　砂仁　厚朴　茯苓　紫苏　陈皮（各一钱）

白术　制半夏　桔梗　白芷（各七分）　炙甘草（五分）

茵陈大黄汤　治黄疸热闭。

茵陈（三钱）　栀子　大黄（各二钱）

茵陈五苓散　治阴黄小便不利。

茵陈　白术　茯苓（各一钱）　猪苓　泽泻（各七分）

薄桂（五分）

茵陈姜附汤　治阴黄小便自利。

茵陈（一钱）　白术（二钱）　附子　干姜（各五分）

炙草（一钱）　肉桂（三分）

五苓散　治小便不通。

茯苓（三钱）　猪苓　泽泻（各八分）　白术（一钱五分）

桂枝（一钱）

四苓散 治伏暑小便不通。

即五苓散去桂枝。

五皮饮 治胃经蓄水，发为水肿。

大腹皮　茯苓皮　陈皮　桑白皮(各一钱五分)　生姜皮(八分)

秦艽天麻汤 治寒湿入络，肩背臂痛。

秦艽(一钱五分)　天麻　羌活　陈皮　当归　川芎(各一钱)　炙草(五分)　生姜(三片)　炒桑皮(三钱)

挟寒加桂枝。

蠲痹汤 治风寒湿三气成痹。

羌活　独活(各一钱)　桂心(五分)　秦艽(一钱)　当归　桑枝(各三钱)　川芎(七分)　海风藤(二钱)　炙甘草(五分)　乳香　木香(各八分)

桂枝汤 治太阳中风寒。

桂枝　芍药　生姜(各一钱五分)　甘草(炙一钱)　大枣(四枚)

笔花医镜

麻黄汤　治太阳伤寒无汗，此方宜于西北。

麻黄(四钱)　桂枝(二钱)　甘草(炙一钱)　杏仁(十二枚)

柴葛解肌汤　治温热证发热头痛，不恶寒，与伤寒异。

柴胡(一钱二分)　葛根(一钱五分)　赤芍　知母
(各一钱)　贝母(一钱)　生地(二钱)　黄芩　丹
皮(各一钱五分)　甘草(五分)

大柴胡汤　治伤寒邪入太阴。

柴胡(一钱五分)　半夏(七分)　黄芩　芍药(各二钱)
枳实(一钱)　大黄(二钱)

白虎汤　治阳明胃腑大热。

生石膏(五钱)　知母(三钱)　甘草(二钱)　粳米
(一撮)

若热甚者倍之。

调胃承气汤　治胃热谵语便闭，绕脐硬痛。

大黄(三钱)　芒硝(二钱)　甘草(五分)

四逆汤　治少阴中寒肢冷厥逆。

　　　　附子(五钱)　干姜(五钱)　炙甘草(二钱)

白通加猪胆汁汤　治阴盛格阳，热药不入。

　　　　附子(五钱)　干姜(五钱)　葱白(二钱)　人尿(半杯)
　　　　猪胆汁(五茶匙)

止嗽散　治一切咳嗽。

　　　　桔梗　荆芥　紫菀　百部　白前(各二斤)　甘
　　　　草(炒十二两)　陈皮(一斤)
　　　　共为末，每服三钱，初感风寒生姜汤下。

团鱼丸　治久咳将成痨瘵。

　　　　川贝　知母　前胡　柴胡　杏仁(各四钱)　大
　　　　团鱼(一个重十二两以上者去肠)
　　　　上药与鱼同煮熟，取肉连汁食之。将药渣焙干
　　　　为末，煮鱼骨汁为丸如桐子，麦冬汤日下
　　　　三服。

月华丸　滋阴保肺平肝，为治痨之圣药。

　　　　天冬　麦冬　生地　熟地　山药　百部　沙

参　川贝　真阿胶(各一两)　茯苓　獭肝　广三七(各五钱)

用白菊花二两，桑叶二两熬膏，将阿胶化入和药，炼蜜为丸，日三服，每服一丸。

四生丸　治热血妄行，而为吐衄。

生地黄　生荷叶　生侧柏叶　生艾叶(各等分)

同捣极烂，为大丸如鸡子，每服一丸，水煎去渣。

生地黄汤　治肾火铄金。

生地(三钱)　牛膝　丹皮　黑山栀(各一钱)　丹参　元参　麦冬　白芍(各一钱半)　郁金　广三七　荷叶(各七分)

加陈墨汁清童便各半杯冲服。

人参养荣汤　治气虚荣卫不固。

白芍(二钱)　人参　蜜炙黄芪　当归　白术　熟地(各一钱五分)　炙甘草　茯苓　远志(各七分)　北五味　桂心　陈皮(各四分)　加姜(一片)　枣(二枚)

百药煎散　治咽痛。

　　百药煎(五钱)　硼砂(一钱五分)　甘草(二钱)

　　共为末，米饮调下。

通音煎　治音哑。

　　白蜜(一斤)　川贝(二两)　款冬花(二两)　胡桃
肉(十二两去皮研烂)

　　上将川贝、款冬为末，四味和匀，饭上蒸熟，
开水服。

秘精丸　理脾导湿。治浊固精。

　　白术　山药　茯苓　茯神　莲子肉(各二两)
芡实(四两)　莲花须　牡蛎(各一两五钱)　黄柏
(五钱)　车前子(三两)

　　共为末，金樱膏为丸。

泽兰汤　治经闭，调血脉。

　　泽兰(二钱)　柏子仁　当归　白芍　熟地　牛膝
茺蔚子(各一钱五分)

笔花医镜

补天大造丸　补五脏虚损。

人参(二两)　蜜炙黄芪　蒸白术(各三两)　炒枣仁
当归　山药　茯苓(各一两五钱)　枸杞子　大熟
地(各四两)　河车(一具)　鹿角(一斤)　龟板(八
两与鹿角共熬膏)

以龟板、鹿胶和药，炼蜜为丸。

普济消毒饮　治大头疫证，喉风发斑等证。

甘草　桔梗　酒芩　酒黄连(各二钱)　马勃
元参　橘红　柴胡(各五分)　薄荷(六分)　升麻
(二分)　连翘　牛蒡子(各八分)

神术散　治时行不正之气，满闷吐泻，发热伤食。

苍术　陈皮　厚朴(各二斤)　炙甘草(十二两)
藿香(八两)　砂仁(四两)

共为末，每服二三钱。

治疫清凉散　治疫邪入里，胀闷谵狂诸证。

秦艽　赤芍　知母　贝母　连翘(各一钱)　荷叶
(七分)　丹参(五钱)　柴胡(一钱五分)　人中黄(二钱)

葛根治痢散　治痢初起，赤白皆效。

　　　　葛根（一钱五分）　酒炒苦参（八分）　陈皮（一钱）

　　　　赤芍　陈松萝茶　炒麦芽　山楂（各一钱二分）

　　　　上为细末煎服，有火者加川连五分。

治痢奇方　治暑痢。

　　　　川连（六分）　酒芩　厚朴　归身　白芍（各一钱五分）

　　　　山楂（三钱）　甘草（五分）　桃仁　青皮　红花

　　　　（各八分）　枳壳　地榆（各一钱）　槟榔（一钱二分）

　　　　如白痢加木香六分

朴黄丸　治坚积作痢，腹痛拒按。

　　　　陈皮　厚朴（各十二两）　大黄（一斤四两）　广木香（四两）

　　　　荷叶水为丸。

补中益气汤　中气下陷，以此升之。

　　　　黄芪（一钱五分）　土炒白术　人参　当归　炙草

　　　　（各一钱）　柴胡　升麻（各三分）　陈皮（五分）　加生

　　　　姜（一片）　大枣（二枚）

笔花医镜

开噤散 治噤口痢。

人参　姜汁炒黄连(各五分)　石菖蒲(七分)　丹参(三钱)　石莲子　茯苓　陈皮　冬瓜仁(去壳各一钱五分)　陈米(一撮)　荷叶蒂(二个)

止疟丹 治疟二三发后，以此止之。

火酒炒常山　草果仁(去壳)　半夏曲(姜炒)　香附(米酒炒)　青皮(醋炒各四两)　真六神曲(姜炒二两)

上为末，用米饮糊丸，清晨面东服。

和中丸 治腹胀食积。

土炒白术(四两)　炒扁豆(三两)　茯苓　砂仁(各一两五钱)　半夏(姜汁炒一两)　面炒枳实　炒神曲　炒麦芽　炒山楂　姜汁炒香附　丹参(酒蒸各二两)　陈皮　五谷虫(炒焦黄色各三两)

上为末，荷叶一枚煎水为丸。

白术丸 治气虚中满。

白术　茯苓　陈皮(各二两)　砂仁　神曲(各一两五钱)　五谷虫(四两)

用荷叶老米煎水为丸。

金匮肾气丸　　治肾经聚水，此即六味丸加附、桂、车

前、牛膝。

大熟地（八两）　　山药（四两）　　山萸肉　　丹皮　　泽泻

车前子　　牛膝（各二两）　　茯苓（六两）　　肉桂（一两）

附子（一两）

如水肿用五加皮八两煮水，炼蜜为丸。

卷 二

脏腑证治

心 部（手少阴属脏）

心体属火，位南方，色现赤，胸下歧骨陷处其部位也。凡额上手足心，皆共所辖，得血以养之，方能运慧思，用才智。心无表证，皆属于里。心之虚，血不足也，脉左寸必弱，其症为惊悸，为不得卧，为健忘，为虚痛，为怔忡，为遗精。

惊悸者，惕惕然恐，神失守也，七福饮、秘旨安神丸主之。不得卧者，思虑太过，神不藏也，归脾汤、安神定志丸主之。健忘者，心肾不交，神明不充也，归脾汤、十补丸主之。虚痛者，似嘈似饥，似手撼心，喜得手按，洋参麦冬汤主之。怔忡者，气自下逆，心悸不安，归脾汤主之。遗精者，或有梦，或无梦，心肾不固也，清心丸、十补丸主之。

心之实，邪入之也，心不受邪，其受者胞络耳。脉左寸必弦而大，其症为气滞，为血痛，为停饮，为痰迷，为暑闭，为虫啮。

气滞者，或食胀，或怒冲，烦闷而痛，沉香降气散主之。血痛者，血凝于中，痛有定处，转侧若刀针刺，手拈散主之。停饮者，干呕吐涎痛，作水声，小半夏加茯苓汤主之。如有饮囊，则加苍术，名倒仓法。痰迷者，顽痰壅闭，不省人事，清膈煎灌之。暑闭者，汗喘昏闷，先以消暑丸灌之，再用香薷饮加益元散。虫啮者，饥时作痛，面白唇红，化虫丸主之。心之寒，脉左寸必迟，其症为暴痛。暴痛者，肢冷气冷，绵绵不休，姜附汤加肉桂主之。心之热，火迫之也，脉左寸必数，舌尖赤，其症为目痛，为重舌、木舌，为烦躁，为不得卧，为癫狂，为谵语，为赤浊，为尿血。

目痛者，赤肿羞明，导赤散加连翘、菊花、蝉蜕主之。重舌、木舌者，泻心丸主之。烦躁者，泻心丸加竹卷心主之。不得卧者，暑热乘心也，导赤散加益元散主之。癫狂者，弃衣骂詈，生铁落饮主之。谵语者，邪热攻心也，泻心丸主之。赤浊者，萆薢分清饮加灯心、丹参主之。尿血者，阿胶散主之。

笔花医镜

心部药队

补心猛将　北五味

补心次将　枣仁、柏子仁、远志、丹参、龙眼、麦冬、当归、白芍、茯神

泻心猛将　石菖蒲、黄连、木通、朱砂、犀角

泻心次将　山栀仁、连翘心、通草、车前子、竹卷心、灯心、莲子心

心部列方

七福饮　治心血虚而惊悸者。

人参　熟地(各三钱)　当归　枣仁(各二钱)　白术(炒一钱五分)　炙甘草(一钱)　远志(五分)

秘旨安神丸　治惊悸神魂失守者。

人参　枣仁　茯神　制半夏(各二钱)　当归　炒白芍　橘红(各一钱五分)　五味子(十粒)　炙草(五分)　生姜(三片)

归脾汤　养血安神。

人参　白术　当归　白芍　枣仁(各一钱五分)　黄芪(一钱半)　远志(七分)　炙草(五分)　龙眼肉(五枚)

安神定志丸　治心憺不卧。

　　　　茯苓　茯神　人参　远志(各一两)　石菖蒲

　　　　龙齿(各五钱)

　　　　蜜为丸，以辰砂为衣，每服二钱。

十补丸　治气血大亏之证。

　　　　黄芪　白术　萸肉　杜仲　续断　枣仁(各一两)

　　　　大熟地(三两)　人参　当归　白芍　远志(各一两)

　　　　茯苓　山药(各一两五钱)　北五味　龙骨　牡蛎

　　　　(各七钱五分)

洋参麦冬汤　治心经虚热而痛者。

　　　　洋参　麦冬　当归(各二钱)　生地(三钱)　白芍

　　　　丹参　钗石斛(各一钱五分)　犀角　甘草(各五分)

清心丸　清心火，止梦泄。

　　　　生地(四两)　丹参(二两)　黄柏(五钱)　牡蛎

　　　　山药　炒枣仁　茯苓　茯神　麦冬(各一两五钱)

　　　　北五味　车前子　远志(各一两)

　　　　用金樱膏为丸，每服三钱。

笔花医镜

沉香降气散　治气滞心痛。

沉香(三钱)　砂仁(七钱)　炙草(五钱)　盐水炒香附(五两)　酒炒元胡索(一两)　煨净川楝子(一两)

共为末，每服二钱，淡姜汤下。

清膈煎　治痰壅心膈。

制胆星(一钱)　白芥子(二钱)　海石(三钱)　陈皮　木通　川贝(各一钱)

化虫丸　治虫积心腹诸痛。

芜荑　白雷丸(各五钱)　槟榔(二钱五分)　雄黄(一钱五分)　木香　白术　陈皮(各三钱)　炒神曲(四钱)

以百部二两熬膏糊丸，每服一钱五分，米饮下。

姜附汤　治寒厥心痛，又真心痛手足青至节，宜用本方大剂饮之，或救十中之一二。痛而喜按者，更加人参。

干姜　熟附子(各三钱)

水煎服。

导赤散 治热闭小便不通。

麦冬(三钱) 木通(一钱) 生地(三钱) 甘草(四分)

竹叶(十片) 车前 赤茯苓(各一钱五分)

泻心丸 治心火。

川黄连五钱为末，灯草汤下。

生铁落饮 治心热。

天冬 麦冬 川贝(各三钱) 胆星 橘红(各一钱)

远志 石菖蒲 连翘 茯苓 茯神(各一钱)

元参 钩藤 丹参(各一钱五分) 辰砂(三分)

用生铁落煎熬三炷线香，取此水煎服。

萆薢分清饮 治心移热膀胱，而为赤浊者，并治诸淋。

川萆薢(二钱) 炒黄柏 石菖蒲(各五分) 茯苓

白术(各一钱) 莲子心(七分) 丹参 车前子(各一

钱五分)

阿胶散 治尿血。

阿胶(一钱) 丹参 生地(各二钱) 黑山栀 血

余 丹皮 麦冬 当归(各八分)

手拈散、小半夏加茯苓汤、消暑丸、香薷饮、
益元散（以上诸方俱见卷一）。

肝　部（足厥阴属脏）

肝与胆相附，东方木也，其性刚，赖血以养，自两
胁以下及少腹阴囊之地，皆其部位，最易动气作痛。其
风又能上至巅顶而痛于头，色属青，常现于左颧目眦，
于妇人为尤甚。

肝无表证，皆属于里。肝之虚，肾水不能涵木而血
少也，脉左关必弱或空大，其症为胁痛，为头眩，为目
干，为眉棱骨眼眶痛，为心悸，为口渴，为烦躁发热。

胁痛者，血不营筋也，四物汤主之。头眩者，血虚
风动也，逍遥散主之。目干者，水不养木也，六味地黄
丸主之。眉棱骨眼眶痛者，肝血虚，见光则痛，逍遥散
主之。心悸者，血少而虚火煽也，七福饮主之。口渴
者，血虚液燥也，甘露饮主之。烦躁发热者，虚火亢
也，六味地黄丸主之。

肝之实，气与内风充之也，脉左关必弦而洪，其症
为左胁痛，为头痛，为腹痛，为小腹痛，为积聚，为疝

气，为咳嗽，为泄泻，为呕吐、呃逆。

左胁痛，肝气不和也，柴胡疏肝散、瓜蒌散并主之。头痛者，风热也，清空膏主之，或柴胡疏肝散。腹痛者，肝木乘脾也，芍药甘草汤主之。小腹痛者，癥瘕之气聚也，奔豚丸主之。有热者去附桂，积聚者，肝积在左胁下，名曰肥气，和中丸加柴胡、鳖甲、青皮、莪术主之。疝气者，气结聚于下也，橘核丸主之，寒则加吴茱萸、肉桂。咳嗽者，木火刑金也，止嗽散加柴胡、枳壳、赤芍主之。泄泻者，木旺克土也，四君子汤加柴胡、木香主之。呕吐者，木火凌胃也，二陈汤加炒黄连主之。呃逆者，气郁火冲也，橘皮竹茹汤主之。肝寒之证，脉左关必沉迟，其症为小腹痛、为疝瘕、为囊缩、为寒热往来。

小腹痛者，寒结下焦也，暖肝煎、奔豚丸主之。疝瘕者，寒气结聚也，橘核丸加吴茱萸、肉桂主之。囊缩者，寒主敛，故缩也，奔豚丸、四逆汤主之。寒热往来者，欲化疟也，小柴胡汤主之。

肝热之证，脉左关必弦数，其症为眩晕，为目赤肿痛，为口苦，为消渴，为头痛，为胁痛，为瘰疬，为瞤耳，为筋痿拘挛，为气上冲心，为偏坠，为舌卷囊缩，为小便不禁。

眩晕者，风热上升也，逍遥散主之。目赤肿痛者，风热入目也，蝉花无比散主之。口苦者，胆味苦，肝热胆亦热也，小柴胡汤主之。消渴者，风燥其液也，一柴胡饮主之。头痛者，火上冲也，柴芩煎主之。胁痛者，肝火郁也，柴胡疏肝散加瓜蒌霜主之，左金丸亦可。瘰疬者，血燥筋急而生也，消瘰丸主之，兼服逍遥散。聤耳者，风热相搏，津液凝聚而痒痛也，逍遥散去白术，加荷叶、木耳、贝母、香附、菖蒲主之。筋痿拘挛者，血气热也，五痿汤加黄芩、丹皮、牛膝主之。气上冲心者，火逆也，芩煎主之，甚则小承气汤。偏坠者，热而睾丸舒纵也，柴胡疏肝散主之。舌卷囊缩者，邪入厥阴，血涸也，大承气汤主之。小便不禁者，肝气热，阴挺，失职也，逍遥散主之。

肝部药队

补肝猛将　枸杞、北五味、乌梅

补肝次将　山茱萸、菟丝子、首乌、当归、白芍、沙苑蒺藜、鳖甲、龙骨、牡蛎、木瓜

泻肝猛将　郁金、桃仁、青皮、莪术、沉香

泻肝次将　香附、木香、延胡索、柴胡、山栀、川芎、川楝子、赤芍药、瓜蒌壳、白蒺藜、陈佛手、钩藤

凉肝猛将　龙胆、胡黄连

凉肝次将　羚羊角、夏枯草、石决明、青蒿、菊花

温肝猛将　肉桂、桂枝、吴茱萸、细辛、胡椒、骨碎补

温肝次将　菟丝子、艾叶、山茱萸、茴香

肝部列方

甘露饮　治血虚胃热。

　　　　枇杷叶　生地　熟地　天冬　麦冬　黄芩
石斛（各一钱）　甘草（五分）　枳壳（八分）

柴胡疏肝散　治肝气左胁痛。

　　　　柴胡　陈皮（各一钱二分）　川芎　赤芍　枳壳
醋炒香附（各一钱）　炙草（五分）

瓜蒌散　治肝气燥急而胁痛。
　　　　大瓜蒌（一枚连皮捣）　甘草（二钱）　红花（七分）
水煎服。

笔花医镜

清空膏　治肝经风热入升为头痛。

羌活　防风(各六分)　柴胡(五分)　黄芩(一钱二分)

川芎(四分)　炙草(一钱)　薄荷(三分)　酒炒黄连

(六分)

芍药甘草汤　治木侮土而腹痛。

酒炒白芍(三钱)　炙甘草(一钱五分)

奔豚丸　治小腹气结作痛。

川楝子(一两)　茯苓　橘核(各一两五钱)　肉桂(三钱)

附子　吴茱萸(各五钱)　荔枝核(八钱)　小茴香

木香(各七钱)

橘核丸　通治七疝。

盐酒炒橘核(二钱)　小茴香　川楝子　桃仁

醋炒香附　山楂(各一两)　木香　红花(各五钱)

以神曲三两，打糊为丸。

二陈汤　治胃经寒痰。

半夏　茯苓　陈皮(各一钱)　炙草(五分)　生姜

(二斤)　大枣(二枚)

橘皮竹茹汤　治气郁火冲呃逆。

　　陈皮(二钱)　竹茹(一团)　半夏　人参　甘草

(各一钱)

暖肝煎　治肝肾阴寒，小腹疼痛疝气。

　　当归　枸杞(各三钱)　茯苓　小茴香　乌药

(各一钱)　肉桂　沉香(各一钱)　加姜(三片)

蝉花无比散　治目赤肿痛。

　　蝉蜕(二两)　羌活(一两)　川芎　石决明　防

风　茯苓　赤芍(各一两五钱)　白蒺藜(八两)

炙甘草　当归(各三两)　米泔浸苍术(一两)

为末，开水服。

一柴胡饮　治外有邪而内有火，及肝燥胃渴。

　　生地(三钱)　白芍(二钱)　黄芩(一钱五分)　柴胡

陈皮(各八分)　甘草(五分)

柴胡黄芩煎　治内火上冲，或为痢疟头痛诸证。

　　柴胡(二钱)　黄芩　栀子　泽泻(各一钱五分)

木通　枳壳(各一钱)

笔花医镜

左金丸　治肝气痛。

川黄连（一钱）　吴茱萸（七分）

消瘰丸　治瘰疬，初起即散，久服亦消。

蒸元参　醋煅牡蛎　蒸川贝母（各四两）

蜜为丸，每服三钱。

五痿汤　治五脏受热而痿。

人参　白术　茯苓（各一钱）　炙草（四分）　当归（一钱五分）　苡仁（三钱）　麦冬（二钱）　黄柏　知母（各五分）

四物汤、逍遥散、六味地黄汤、和中丸、止嗽散、四君子汤、小柴胡汤、四逆汤、大承气汤、小承气汤（以上诸方俱见卷一）。

七福饮（见心部方）

脾　部（足太阴属脏）

脾属土，中央黄色，后天之木也，下受命门之火，以蒸化谷食；上输谷食之液，以灌溉脏腑。故人生存活之原，独脾土之功为最大。然其性喜燥而恶湿，一受湿渍，则土力衰。而肝木即乘以侮之，位中焦，眼胞鼻准及四肢，皆其分野，与胃相表里，故其药略同。脾无表证，皆属于里。

脾虚者，右关脉必细软，其症为呕吐、为泄泻、为久痢、为腹痛、为肢软、为面黄、为发肿、为肌瘦、为臌胀、为恶寒、为自汗、为喘、为积滞不消、为饮食化痰、为脱肛、为肠血。

呕吐者，中空也，六君子汤加煨姜主之。泄泻者，土不胜湿也，五味异功散加木香主之。久痢者，气虚下陷也，补中益气汤主之。腹痛者，肝木乘脾也，芍药甘草汤加木香主之。肢软者，脾属四肢也，五味异功散主之。面黄者，本色虚现也，六君子汤主之。发肿者，皮不亮，手按成窟，补中益气汤去升麻、柴胡主之。肌瘦者，脾主肌肉也，十全大补汤主之。鼓胀者，中空无物，气虚也，六君子汤主之。恶寒者，阳虚不达于表也，附子理中汤主之。自汗者，脾主肌肉，表虚不摄也，五味异功散加黄芪、五味主之。喘者，土不生金也，五味异功散加北五味、牛膝主之。积滞不消者，化谷无力也，六君子汤加谷芽、砂仁、肉桂主之。饮食化痰者，土不胜湿也，六君子汤主之。脱肛者，气虚下陷也，补中益气汤主之。肠血者，脾不统血也，归芍六君子汤主之。

脾实者，右关必洪实，其症为气积、为血积、为食积、为痞积、为虫积、为痰饮、为蛊胀、为腹痛、为不能食。

气积者，气郁发闷也，沉香降气丸主之。血积者，蓄血作痛如刺，有定处也，泽兰汤主之。食积者，坚滞胀满也，大和中饮主之。痞积者，血滞成痞，癥瘕痃癖可按也，太无神功散、和中丸主之。虫积者，湿热所化也，唇内有白点，化虫丸主之。痰饮者，或停心下，伏两胁有声，咳则痛，小半夏加茯苓汤主之。蛊胀者，中实有物，非蛊即血也，和中丸主之。腹痛者，中有滞也，香砂二陈汤加山楂、麦芽、厚朴主之。不能食者，食未消也，保和丸主之。

脾寒之证，右关必沉迟，唇舌必白，其症为呕吐、为泄泻、为白痢、为腹痛、为身痛、为黄疸、为湿肿、为肢冷、为厥脱。

呕吐者，食不消而反胃也，平胃散主之。泄泻者，土失职也，六君子汤加炮姜主之。白痢者，积寒伤气也，六君子汤加木香主之。腹痛者，绵绵不减，香砂理中汤主之。如挟食拒按，木香丸。身痛者，拘急为风，重坠为湿，风用香苏散，湿用苍白二陈汤。黄疸者，土为湿制，有阴寒之象，熏黄色黯，茵陈五苓散。湿肿者，不烦渴，喜热，五苓散主之。肢冷者，阳气不营于四肢也，附子理中汤主之。厥脱者，气衰火息也，附子理中汤加大剂人参主之。

脾热之证，右关必数，舌苔薄而黄，唇赤。其症为热吐、为流涎、为洞泄、为泻渤、为赤痢、为腹痛、为目胞肿痛、为酒疸、为眩晕、为阳黄疸。

热吐者，食不得入也，橘皮竹茹汤加姜汁炒黄连主之。流涎者，睡中出沫，脾热蒸湿也，黄芩芍药汤主之。洞泄者，暑湿胜土，一泄如注也，四苓散加益元散主之。泻渤者，暑湿内搏，利如蟹渤，将变痢也，黄芩芍药汤主之。赤痢者，暑热伤血也，治痢奇方主之，或葛根治痢散，噤则开噤散。腹痛者，乍作乍止，芍药甘草汤加黄连清之。目胞肿痛者，火上升也，柴芩煎主之。酒疸者，酒湿积而为疸也，加味枳术汤加茵陈、葛根主之。眩晕者，酒湿生热上蒸也，葛花清脾汤主之。阳黄疸者，黄如橘皮有光，目溺皆黄，栀子柏皮汤主之。如便闭，茵陈大黄汤。

脾部药队

补脾猛将　白术、黄精

补脾次将　山药、扁豆、苡仁、大枣、炙甘草

泻脾猛将　枳实、莱菔子

泻脾次将　神曲、麦芽、山楂、枳壳、厚朴、大腹皮、使君子、白芷、鸡内金、陈皮、槟榔

凉脾猛将　大黄、黄芩、瓜蒌霜

凉脾次将　黄柏、山栀、知母、银花、武夷茶

温脾猛将　附子、干姜、巴豆、肉豆蔻、草果、苍术、胡椒

温脾次将　木香、煨姜、乌药、藿香、益智仁、砂仁、白蔻仁、芜荑、焦谷芽、川椒

脾部列方

归芍六君子汤　治脾阴虚弱，下血。

归身　白芍(各二钱)　人参　白术　茯苓(各一钱五分)　陈皮　半夏(各一钱)　炙草(五分)

大和中饮　　治食积胀闷。

枳实(一钱)　厚朴(一钱五分)　麦芽　楂炭(各二钱)

陈皮(一钱)　砂仁(八分)　泽泻(一钱)

太无神功散　　治一切痞积。

地萹蓄　瞿麦穗　麦芽(各五钱)　神曲(二钱五分)

沉香　木香(各一钱五分)　炙草(五钱)　酒蒸大黄

(二两)

共为末，每服二三钱，灯心竹叶汤下，女人红
花当归汤。

香砂二陈汤　　治脾滞腹痛。

木香(一钱)　砂仁(一钱)　制半夏　陈皮　茯苓

炙草(各一钱五分)　加生姜(一片)　大枣(二枚)

苍白二陈汤　　治受湿身痛。

即前方去木香、砂仁，加苍术、白术各一钱。

保和丸　　治伤食。

麦芽　山楂　莱菔子　厚朴　香附(各一钱)

炙草　连翘(各五分)　陈皮(一钱五分)

水煎服亦可。

香砂理中汤　治脾寒腹痛。

木香(一钱)　砂仁(一钱)　人参　白术(各二钱)

干姜　炙草(各一钱)

木香丸　治寒积腹痛拒按，名曰阴结。

木香　丁香(各一钱五分)　干姜(三钱)　炒麦芽(五钱)

陈皮(三钱)　巴豆(三十粒)

以神曲煮糊为丸，每服十丸。

黄芩芍药汤　治脾热流涎，利如蟹渤等证。

黄芩　白芍(各二钱)　生甘草(一钱)

四苓散　治伏暑泄泻。

白术　猪苓　木通(各一钱)　赤苓(三钱)　车前

泽泻(各二钱)

水煎，用益元散三钱冲服。

加味枳术汤　治酒疸，湿热发黄。

白术(二钱)　枳实　陈皮　麦芽　山楂　茯苓

神曲　连翘（各一钱）　茵陈　荷叶（各一钱五分）

泽泻（五分）

如伤酒加葛根一钱。

葛花清脾汤　治酒湿生热生痰，头晕头痛。

葛花（一钱）　枳椇子（三钱）　赤苓（三钱）　泽泻

茵陈　酒芩（各二钱）　山栀　车前子（各一钱五分）

甘草（五分）　橘红　厚朴（各一钱）

栀子柏皮汤　治郁热在里而发黄疸，名曰阳黄。

栀子（三钱）　黄柏（二钱）　炙草（一钱）

六君子汤、五味异功散、补中益气汤、十全大补汤、附子理中汤、泽兰汤、和中丸、小半夏加茯苓汤、平胃散、香苏散、五苓散、茵陈五苓散、益元散、葛根治痢散、治痢奇方、开噤散（以上诸方俱见卷一）。

沉香降气丸、化虫丸（二方见心部）。

芍药甘草汤、橘皮竹茹汤、柴苓煎（三方见肝部）。

笔花医镜

肺　部 (手太阴属脏)

肺主气，属西方而色白，其形如华盖，为诸阳之首。凡声之出入，气之呼吸，自肺司之。其性娇嫩，故与火为仇，其体属金而畏燥。故遇寒亦咳，凡目白及右颊鼻孔，皆其分野，然肺气之衰旺，关乎寿命之短长，全恃肾水充足，不使虚火铄金，则长保清宁之体，而寿臻永固。

肺有里证，亦有表证，肺主皮毛故也。邪在表，右寸脉必浮，其症为发热、为喷嚏鼻塞、为咳、为嗽、为畏风、为胸满痛、为喉疼、为鼻燥、为伤暑风、为中时疫。

发热者，腠理闭也，香苏散主之。喷嚏鼻塞者，肺窍受邪也，二陈汤加苏叶、生姜主之。咳者，无痰而有声，气为邪遏也，桔梗前胡汤主之。嗽者，有声而有痰，液已化痰也，止嗽散主之。喘者，风寒闭塞也，加味甘桔汤主之。畏风者，邪在皮毛也，香苏散主之。胸满痛者，气郁而胀也，加味甘桔汤主之。

喉疼者，邪化火而内焰也，加味甘桔汤主之。鼻燥者，邪化火而液干也，贝母瓜蒌散主之。伤暑风者，恶寒头痛而烦渴，香薷饮加荆芥、秦艽主之。中时疫者，初头痛发热，渐呕恶胸满，或胀闷谵狂，唇焦口渴，先用香苏散，次则神术散。又治疫清凉散，便闭加大黄。肺虚之证，右寸脉必细。其症为自汗、为咳嗽、为气急、为咯血、为肺痿、为虚劳。

自汗者，气虚表不固也，八珍汤加黄芪、北五味、麦冬主之。咳嗽者，肺虚不宁也，五味异功散主之。气急者，金不生水而虚火上炎也，知柏八味丸主之。咯血者，阴虚动火也，初用四生丸，兼用生地黄汤。肺痿者，火刑金而叶焦也，五痿汤加天冬、百合主之，或紫菀散、人参燕窝百合汤亦可。虚劳者，吐血而成，月华丸、归脾汤、六味地黄汤并主之。

肺实之证，脉右寸必有力。其症为气闭、为痰闭、为暑闭、为水闭发喘、为风闭、为火闭、为咽痛、为右胁痛、为肺痈。

气闭者，气壅塞其络而满闷也，加味甘桔汤主之。痰闭者，顽痰壅塞也，清膈煎主之。暑闭者，暑邪中肺而烦渴也，消暑丸加香薷、木通主之。水闭发喘者，胃经蓄水作肿而浸肺也，五皮饮主之。风闭者，风郁于肺而哮嗽也，麻黄汤主之。火闭者，火郁于肺而喘胀也，白虎汤加桑皮、葶苈主之。咽痛者，诸闭皆能作火也，加味甘桔汤主之。右胁痛者，肝移邪于肺，推气散主之。肺痈者，隐隐而痛，吐痰腥臭也，桔梗汤主之。

肺寒之证，外感居多，脉右寸必迟。其症为清涕、为咳嗽、为恶寒、为面色痿白，清涕者，寒搏其液也，二陈汤加苏梗主之。咳嗽者，金畏寒也，止嗽散主之。恶寒者，阴忌其类也，香苏散主之。面色痿白者，寒伤正气也，六君子汤主之。

肺热之证，脉右寸必数。其症为目赤，为鼻衄，为咽痛，为吐血，为咳嗽浓痰，为酒积，为龟胸，为小便不利，为便血。

目赤者，火克金也，泻白散加黄芩、菊花、连翘主之。鼻衄者，血热妄行也，茜根汤主之。咽痛者，火逼咽道也，加味甘桔汤主之。吐血者，火动其血也，四生散、犀角地黄汤主之。咳嗽浓痰者，火刑金而灼肺液也，黄芩知母汤主之。酒积者，鼻赤鼻疮，湿热内蒸也，黄芩清肺饮加葛花主之。龟胸者，肺热而胀也，白虎汤主之。小便不利者，火铄金而化源窒也，黄芩清肺饮加盐豉主之。便血者，肺与大肠相表里，火迫血行也，芍药甘草汤加黄芩、丹皮、生地主之。

肺部药队

补肺猛将　黄芪、人参

补肺次将　党参、沙参、百合、燕窝、阿胶、怀山药、诃子、麦冬、冰糖

泻肺猛将　葶苈、麻黄、白芥子、桔梗、升麻、胆星

泻肺次将　苏子、牛蒡、杏仁、前胡、紫菀、桑白皮、僵蚕、竹茹、贝母

凉肺猛将　石膏、黄芩、竹沥、马兜铃、山慈菇

凉肺次将　洋参、元参、山栀、花粉、天冬、地骨皮、知母、麦冬、薄荷、海石

温肺猛将　麻黄、天南星、北五味

温肺次将　苏梗、款冬花、制半夏、生姜、

肺部列方

桔梗前胡汤　治肺气闭塞闷咳。

桔梗（一钱）　前胡　苏子　赤芍　桑白皮（蜜炙）　陈皮（各一钱五分）　杏仁（三钱）　姜汁

炒竹茹(一钱)　生甘草(五分)

加味甘桔汤　治肺郁哮喘等证。

甘草(五分)　桔梗　川贝　百部　白前　橘红

旋覆花　茯苓(各一钱五分)

贝母瓜蒌散　治肺热液干。

贝母(二钱)　瓜蒌仁(一钱五分)　胆星　黑山栀

(各五分)　黄芩　橘红　炒黄连(各一钱)　甘草(五分)

知柏八味丸　滋水降火。

知母　黄柏(各一钱五分)　大熟地(四钱)　黄肉

山药　茯苓(各一钱五分)　丹皮　泽泻(各一钱)

紫菀散　润肺止嗽，并治肺痿。

人参(五分)　紫菀　知母　川贝　桔梗　茯苓

阿胶(各一钱)　五味子　炙草(各三分)

人参燕窝百合汤　润肺清金。

人参(一钱如无力以洋参沙参二三钱代之)　燕窝(三钱)

百合(五钱)

共炖烂食之。

推气散 治右胁气痛。

枳壳 郁金（各一钱） 桂心 炙草（各五分） 桔梗 陈皮（各八分） 生姜（二片） 大枣（二枚）

桔梗汤 治肺痈。

桔梗 白及 橘红 炒甜葶苈（各八分） 甘草 贝母（各一钱五分） 苡仁 金银花（各五钱）

泻白散 治肺热。

蜜炙桑白皮（二钱） 地骨皮（三钱）

茜根汤 治衄血神烦。

茜根 黄芩 阿胶 侧柏叶 生地（各二钱） 甘草（一钱）

犀角地黄汤 治血热妄行及瘢疹。

犀角尖（镑先煎） 丹皮 麦冬 白芍（各一钱五分） 生地（四钱）

黄芩知母汤 治火嗽烦热。

黄芩 知母 桑白皮 杏仁 天花粉 山栀

川贝　桔梗　生甘草（各一钱）

黄芩清肺饮　治肺热，小便不利。

香苏散、止嗽散、香薷饮、神术散、八珍汤、
治疫清凉散、五味异功散、生地黄汤、月华
丸、六味地黄汤、消暑丸、五皮饮、麻黄汤、
六君子汤、四生丸、白虎汤（以上诸方俱见卷一。）

归脾汤、清膈煎（二方见心部）。

二陈汤、五痿汤、芍药甘草汤（三方见肝部）。

肾　部（足少阴属脏）

　　肾者，天一之水，先天之本也，位北方故黑。其体
常虚，处腰左右，介其中者，有命门火蒸化谷食，名曰
真阳。肾水充足，自多诞育，享大寿。凡夙夜宣劳，耄
而不倦者，皆肾气之固也。好色之流，先竭肾水，丧其
本矣。瞳神下颏两腰，皆其部位，望气者觇之。肾无表
证，皆属于里。肾之虚，脉左右尺常细软。其症为头
痛，为耳鸣，为耳聋，为盗汗，为夜热，为健忘，为咳
嗽，为喘，为吐血，为腰痛，为腿酸足软，为目视无

光，为大便结，为小便不禁，为戴阳，为久痢久疟。

头痛者，血不能充髓海也，六味地黄丸主之。耳鸣者，血虚火旺也，六味地黄丸加牛膝、知母主之。耳聋者，虚闭也，六味地黄丸加枸杞、人参、石菖蒲、远志主之。盗汗者，虚热也，生地黄煎，八珍汤加黄芪、北五味并主之。夜热者，虚火也，四物汤加丹皮、地骨、青蒿主之。健忘者，心肾不交也，归脾汤、十补丸主之。咳嗽者，虚火铄金也，六味地黄丸加白蜜、胡桃主之。喘者，水亏火炎也，知柏八味丸主之。吐血者，血虚血热也，生地黄汤主之。腰痛者，水不足也，六味地黄丸加杜仲、川续断主之。腿酸足软者，血不营筋也，十全大补汤主之。目视无光者，水不足也，六味地黄丸主之。大便结者，血虚液枯也，六味地黄丸加白蜜、胡桃主之。小便不禁者，肾气不约也，十补汤主之。戴阳者，阴火上冗，阴躁似阳躁也，金匮肾气丸主之。久痢久疟者，脾肾皆虚也，王母桃主之。

肾无实证。肾之寒，肾之虚也，脉左右尺必迟沉。其症为命门火衰，为不欲食，为鸡鸣泄泻，为天柱骨倒，为蜷卧厥冷，为奔豚。

命门火衰者，虚象百出，左归饮、右归饮主之。不欲饮食者，火力微也，八味地黄丸主之。鸡鸣泄泻者，肾虚也，加味七神丸主之。天柱骨倒者，督脉空也，右归饮主之。蜷卧厥冷者，火衰也，右归饮、理中汤并主之。奔豚者，肾气上冲也，奔豚丸主之。

肾之热，水将涸也，伤寒门有之，而杂证罕见。左尺右尺必沉数，或浮而空，舌黑无液，其症为口燥咽干、为目不明、为小便不利、为小便浊、为小便出血、为大便秘。

口燥咽干者，水涸也，大承气汤主之。目不明者，目无血养也，知柏八味丸主之。小便不利者，水少也，滋肾丸主之。小便浊者，湿热结于下焦也，萆薢分清饮主之。小便出血者，肾水热也，生地黄汤主之。大便秘者，液涸也，大承气汤主之。

肾部药队

补肾猛将　熟地、枸杞、淫羊藿、北五味

补肾次将　生地、巴戟天、首乌、杜仲、龟板、女贞、稆豆皮、海参

泻肾猛将　猪苓

泻肾次将　　泽泻、知母、赤苓、苡仁

凉肾猛将　　朴硝、元明粉、苦参

凉肾次将　　生地、丹皮、知母、滑石

温肾猛将　　破故纸、鹿茸、鹿角胶

温肾次将　　山茱萸、菟丝子、大茴香、艾叶

肾部列方

生地黄煎　治阴火盗汗。

　　生地　当归　炙黄芪　麻黄根　浮小麦　炙

　　草　黄连　黄芩　黄柏(各一钱)

　　水煎服。

王母桃　培补脾肾。

　　炒冬白术　大熟地(各二两)　何首乌　炒巴戟

　　枸杞子(各一两)

　　共为细末，炼蜜为丸，如圆眼大，每用三四

　　丸，饥时服。

左归饮　壮水之剂。

　　熟地(五钱)　山药　枸杞(各二钱)　茯苓(一钱五分)

　　山茱萸　炙草(各一钱)

笔花医镜

右归饮　补命门真火不足。

　　　　熟地(五钱)　山药　枸杞　杜仲(各二钱)　山茱萸

　　　　肉桂　制附子　炙甘草(各一钱)

八味地黄丸　治命门火衰。

　　　　制附子　肉桂(各一钱)　大熟地(四钱)　山药

　　　　萸肉　茯苓(各一钱五分)　丹皮　泽泻(各一钱)

加味七神丸　治肾虚鸡鸣泄泻。

　　　　肉豆蔻　吴茱萸　广木香(各一两)　蒸茯苓

　　　　补骨脂(盐酒炒)　车前子(蒸各二两)　土炒白术

　　　　(四两)

　　　　大枣煎汤为丸,每服三钱。

滋肾丸　治下焦血热,用此滋阴化气。

　　　　黄柏　知母(各二两)　肉桂(一钱)

　　　　炼蜜为小丸。

　　　　六味地黄汤、八珍汤、四物汤、十全大补汤、

　　　归脾汤、生地黄汤、金匮肾气丸、理中汤、大

　　　承气汤(以上诸方俱见卷一)。

　　　　十补丸、萆薢分清饮(二方见心部)。

奔豚丸（见肝部）。

知柏八味丸（见肺部）。

胃　部（足阳明属腑）

胃属中土，司受化谷食，经云："得谷者昌，失谷则亡。"其能受与否，生死系焉。其性与脾同，而畏木侮，舌之中及牙床并环唇口而交人中，皆其分野，色现黄。

胃为阳明，有经有腑，故有表证，右关脉必浮。伤寒邪入阳明经，其症为目痛鼻干唇焦，嗽水不欲咽。若他表证，为面浮肿而痛，为斑疹。

目痛鼻干唇焦者，邪热作火也，葛根汤主之。面浮肿而痛者，风也，葛根汤主之。斑疹者，邪热所化也，葛根汤加牛蒡子主之。

胃之虚，其唇必白，脉右关必软弱。其症为吐，为噎膈，为不能食，为胃脘痛，为停滞，为湿肿，为痰，为嘈杂。

吐者，土虚木侮也，香砂六君子汤加柴胡主之。噎膈者，胃脘干槁也，上脘槁，能饮水而食难进，下脘槁，食可入而久复出，启膈散主之，佐以四君子汤，有郁则逍遥散。不能食者，胃气虚而难受也，六君子汤主之。胃脘痛者，心悸征忡喜按，归脾汤或四君子加柴胡、木香。停滞者，土虚不化也，枳术丸主之。湿肿者，土不胜湿也，香砂六君子汤主之。痰者，土衰湿化也，六君子汤主之。嘈杂者，躁扰不宁，得食暂已，气促食少，中虚挟痰也，五味异功散主之。

　　胃之实，脉右关必洪，按胸则痛，其症为结胸、为痞气、为食积、为痰饮、为水肿、为胸胀闷、为胸胀痛、为胸痛呕脓、为不得卧、为便闭谵语发狂。

　　结胸者，伤寒下早，邪热结聚也，大小陷胸汤主之。痞气者，脾之积，在胃脘，腹大如盘，和中丸加厚朴主之。食积者，胀痛拒按也，保和丸主之。痰饮者，咳则痛，转侧有声，小半夏加茯苓汤主之，外台茯苓饮尤效。水肿者，先肿后喘，或肿而不喘，胃经蓄水也，五皮饮主之，甚则金匮肾气丸。胸胀闷者，积滞也，保和丸主之。胸胀痛者，蓄血也，泽兰汤主之。胸痛呕脓者，胃脘痈也，不必治而自愈。不得卧者，胃不和则卧不安也，二陈汤加砂仁主之。便闭谵语发狂者，胃有燥矢也，大承气汤主之。

胃之寒，唇舌必白，脉右关必沉迟。其症为胃脘痛，为呕吐，为霍乱，为吞酸嗳腐。

胃脘痛者，肢冷气冷，绵绵不休，姜附汤加肉桂主之。如吐蛔，加川椒、乌梅、川连、焦术、川楝。呕吐者，食入复出也，平胃散加煨姜、砂仁主之。霍乱者，湿伤胃也，和胃饮主之。吞酸嗳腐者，寒不消食也，香砂二陈汤主之。胃之热，唇舌红口臭，脉右关必洪数，其症为三消、为嘈杂、为吐血、为齿痛、为黄胖面肿、为自汗、为舌黑燥渴、为斑疹、为便闭、为呃逆、为头痛。

三消者，燥热结聚也，口渴消水为上消，二冬汤主之。消谷易饥为中消，生地八物汤主之。口渴小便如膏为下消，六味地黄汤加生脉散主之。嘈杂者，烦扰不宁，口燥唇焦，痰火为患也，二陈汤加山栀、黄连主之。吐血者，胃火迫血妄行也，白虎汤主之。齿痛者，阳明有余，少阴不足也，玉女煎主之。黄胖面肿者，湿热也，和中丸主之。自汗者，热而蒸溽也，抽薪饮主之。舌黑燥渴者，胃火炽甚也，白虎汤主之。发斑疹者，火郁而化也，初用葛根汤加牛蒡子以散之，次用犀角大青汤加石膏，或三黄解毒汤，甚则白虎汤、调胃承气汤。呃逆不止者，胃火上冲也，安胃饮主之。头痛者，头筋扛起，胃火上冲也，加味升麻汤主之。

胃部药队

补胃猛将　白术、黄芪、大枣

补胃次将　扁豆、山药、炙甘草、桂圆、红枣

泻胃猛将　石菖蒲、枳实、雷丸、白芥子、莱菔子、神曲

泻胃次将　苏梗、枳壳、蔓荆子、麦芽

凉胃猛将　石膏、犀角

凉胃次将　花粉、葛根、香薷、石斛、草薢、知母、芦根、竹叶

温胃猛将　干姜、高良姜、益智仁、肉豆蔻、草果、丁香、木香、胡椒、辛夷

温胃次将　藿香、砂仁、白蔻仁、半夏、乌药、煨姜、厚朴、川椒

胃部列方

枳术丸　除胀消食。

炒枳实（一两）　炒白术（二两）

大陷胸汤　服小陷胸汤不效，以此治之。

　　　　大黄(六钱)　芒硝(四钱)　甘遂(二分五厘研冲)

小陷胸汤　治结胸少腹满痛，手不可近。

　　　　半夏(二钱)　黄连(一钱五分)　瓜蒌仁(大者一个杵碎)

和胃饮　治霍乱。

　　　　厚朴　陈皮(各二钱)　干姜(一钱)　炙草(六分)

二冬汤　治上消。

　　　　天冬(二钱)　麦冬(三钱)　花粉　黄芩　知母

(各一钱)　人参　甘草(各五分)

生地八物汤　治中消。

　　　　生地　麦冬(各三钱)　山药　知母　丹皮(各一

钱五分)　黄芩　黄连　黄柏(各一钱)　荷叶(二钱)

水煎服。

玉女煎　治阳明有余，少阴不足。

　　　　熟地(四钱)　石膏　麦冬(各三钱)　知母　牛膝

(盐水炒各一钱五分)

笔花医镜

抽薪饮　治一切火盛。

　　黄芩　石斛　木通　栀子　黄柏(各二钱)　枳
壳　泽泻(各一钱五分)　甘草(三分)

犀角大青汤　治胃火发癍，大渴大热，或咽痛不利。

犀角尖

　　大青　元参　甘草　升麻　黄芩　黄连　黄
柏　人中黄　黑山栀(各一钱五分)　或加石膏
(一两)同煎

三黄解毒汤　治火毒内盛。

　　黄连(二钱)　黄芩　黄柏　黑山栀(各一钱五分)

安胃饮　治胃火呃逆。

　　石斛　麦芽(各三钱)　黄芩　泽泻　山楂(各二钱)
陈皮　木通(各一钱)

知味升麻汤　治胃火上冲，头痛甚炽。

　　升麻　葛根　赤芍　甘草(各一钱)　石膏(三钱)
薄荷(五分)　加灯心(二十节)

外台茯苓饮　即异功散加枳实（二钱）、生姜（三片），用真人参。

葛根汤、香砂六君子汤、四君子汤、逍遥散、异功散、六君子汤、和中丸、小半夏加茯苓汤、五皮饮、金匮肾气丸、泽兰汤、六味地黄丸、大承气汤、平胃散、白虎汤、调胃承气汤（以上方见卷一）。

归脾汤、姜附汤（二方见心部）。

二陈汤（方见肝部）。

保和丸、香砂二陈汤（二方见脾部）。

膀胱部（足太阳属腑）

膀胱者，州都之官，津液藏焉，气化则能出矣。然肾气足则化，肾气不足则不化，入气不化，则水归大肠而为泄泻，出气不化，则闭塞下焦而为癃肿，小便之利，膀胱主之，实肾气主之也。伤寒传经之邪，每自膀胱入。一见太阳头痛等证，即宜发散，不使邪气入为诸经害，则膀胱为第一关隘矣。

膀胱为太阳腑，有表证，左尺脉必浮。其症为头痛，为项脊强，为身痛，四肢拘急，为发热，为恶寒无汗，为喘嗽。

头痛者，头脑痛而连项脊也，加味香苏散主之，甚者加羌活、葱白。项脊强者，太阳经所过之地也，香苏散主之。身痛四肢拘急者，风伤卫，寒伤营，寒主收引也，桂枝汤主之。发热者，腠理闭塞也，香苏散主之。恶寒无汗者，寒乘表也，麻黄汤主之。喘嗽者，寒邪客于皮毛，肺气不得升降也，麻黄汤主之。轻者，止嗽散。膀胱之虚，肾气不化也，脉左尺必细沉，其症为小便不禁，为劳淋，为老淋。

小便不禁者，气虚不能统摄也，十补汤主之。劳淋者，劳力辛苦，气虚不化也，补中益气汤主之。老淋者，老人思色，精不出而内败，大小便牵痛如淋，宜萆薢分清饮。去黄柏，加菟丝、远志以去其精，再服六味地黄丸。

膀胱之实，脉左尺必洪大，其症为气淋、为血淋、为关格、为膀胱气。

气淋者，气滞，水道阻塞，脐下胀痛也，假苏散主之。血淋者，蓄瘀茎中，割痛难忍也，生地四物汤加红花、桃仁、花蕊石主之。关格者，溺闭而吐逆也，假苏散主之。膀胱气者，一名胞痹，气结膀胱少腹，热涩于小便也，橘核丸主之。

膀胱之寒，左尺必沉迟，其症为冷淋。冷淋者，寒气坚闭水道，肢冷喜热也，金匮肾气丸主之。

膀胱之热，左尺必数，其症为小便不通、为膏淋、为石淋、为便脓血、为发狂。

小便不通者，渴则热在上焦，四苓散加山栀、黄芩。不渴则热在下焦，滋肾丸主之。膏淋者，滴液如膏也，萆薢分清饮主之。石淋者，下如沙石也，益元散加琥珀主之。便脓血者，心气移热于膀胱也，阿胶散主之。发狂者，伤寒热结膀胱，下焦蓄血。小腹硬满也，调胃承气汤主之。

膀胱部药队

补膀胱药，即补肾之药，肾气化则小便自行。

泻膀胱猛将　羌活、麻黄、防己、木通、葶苈、猪苓

泻膀胱次将　独活、防风、蒲黄、川楝子、前胡、藁本、泽泻、葱

凉膀胱猛将　甘遂、龙胆草

凉膀胱次将　车前子、茵陈、海金沙、川黄柏

温膀胱猛将　吴茱萸

温膀胱次将　乌药、茴香

膀胱部列方

假苏散　治气淋。

荆芥　陈皮　香附　炒麦芽　瞿麦　木通
赤苓(各二钱)

生地四物汤　治血淋。

生地(三钱)　归身　赤芍(各一钱五分)　川芎(一钱)

香苏散、桂枝汤、麻黄汤、止嗽散、益元散、
补中益气汤、六味地黄丸、金匮肾气丸、调胃
承气汤(以上诸方俱见卷一)。

十补丸、萆薢分清饮、阿胶散(三方见心部)。

橘核丸(见肝部)。

四苓散(见脾部)。

滋肾丸(见肾部)。

胆　部 (足少阳属腑)

胆者，清虚之府，居半表半里之交，与肝为表里。

气血足则胆气壮，气血虚则胆气怯，胆受邪即阴阳交战，而寒热往来，疟证之来不一，而总不离乎少阳也。然其担事之力，犹中正之官，不偏不倚，决断出焉。

胆有表证，左关脉必浮而弦，其症为头汗，为寒热往来。

头汗者，寒邪将化火也，小柴胡汤加丹皮主之。寒热往来者，阴阳相争也，小柴胡汤主之。

胆之虚，左关脉必细软，其症为惊悸，为太息。惊悸者，心血不足以壮之也，安神定志丸主之。太息者，气虚也，四君子汤主之。胆之实，左关脉必洪，其症为胸满，为胁痛，为耳聋。

胸满者，邪气结聚也，小柴胡汤加枳壳、桔梗主之。胁痛者，邪入胆经，布之胁下也，小柴胡汤加山栀、枳壳主之。耳聋者，气火上冲而闭也，逍遥散加蔓荆、石菖蒲、香附主之，或小柴胡汤。

胆之寒，脉左关必迟，其症为精滑，为呕吐，为舌苔滑。

精滑者，肢肿食少，心虚烦闷，坐卧不安，温胆汤主之。呕吐者，邪正相争也，小柴胡汤加藿香汤主之。

舌苔滑者，邪未化火也，二陈汤主之。胆之热，脉左关必弦数，其症为口苦、为呕吐、为盗汗、为目眩。口苦者，热在胆，胆汁泄也，小柴胡汤主之。呕吐者，胆移热于胃也，小柴胡汤加姜炒竹茹主之。盗汗者，热开腠理也，小柴胡汤加丹皮主之。目眩者，胆附于肝，胆窍在目，热故眩也，小柴胡汤加山栀主之。

胆部药队

补胆猛将　乌梅

补胆次将　枣仁

泻胆猛将　桔梗、青皮

泻胆次将　柴胡、香附、秦艽、川芎

凉胆猛将　龙胆草

凉胆次将　青蒿、槐实

温胆猛将　肉桂、细辛

温胆次将　山茱萸

胆部列方

温胆汤　治胆气虚寒，梦遗精滑等证。

制半夏(一钱五分)　枳实(八分)　陈皮　茯苓(各一钱五分)　人参(一钱)　熟地　炒枣仁(各三钱)　远

志(一钱)　五味子(一钱)　甘草(炙五分)　生姜
(三片)　枣(一枚)

小柴胡汤、四君子汤、逍遥散(以上三方俱见卷一)。

安神定志丸(见心部)。

二陈汤(见肝部)。

大肠部(手阳明属腑)

大肠者，肾阴之窍，传道之官，受事于脾胃，而与肺金相表里。故肺气虚则肠若坠，而气为之陷，肠液少则肺亦燥而鼻为之干，其呼吸甚密迩也。然肠口上接小肠，下通谷道，为诸脏泄气之门，启闭一失职，而诸脏困矣。大肠无表证，皆属于里。

大肠虚者，气虚也，脉右尺必沉弱，其症为久痢，为脱肛。久痢者，气血不足也，归脾汤、十全大补汤、补中益气汤加乌梅均可。脱肛者，气虚下陷也，补中益气汤加荷叶主之。大肠实者，胃实移热也，脉右尺必洪实，其症为便闭、为脏毒、为燥渴谵语发狂、为肠痈。便闭者，实火闭也，小承气汤主之。脏毒者，肠胃不清，下如鱼肠，如豆汁也，芍药甘草汤主之。燥渴谵语发狂者，燥屎不出也，小承气汤主之。肠痈者，当脐而痛，溺数如淋，千金牡丹皮散主之。

大肠寒者，积冷也，脉右尺必沉迟，其症为久痢，为便血。久痢者，腹绵绵痛，寒积在肠也，鸦胆子包粉团吞之。便血者，肢冷喜热，寒在肠也，附子理中汤加归、芍主之。大肠热者，肺经移热居多，脉右尺必数，其症为便血、为肠风、为脱肛。便血者，口燥唇焦，热在肠也，芍药甘草汤加黄芩、丹皮、生地。肠风者，脏腑有热，风邪乘之，故下血而腹不痛，清魂散主之。脱肛者，肠有火则脱出难收，肿而痛也，三黄解毒汤加知母、荷叶主之。

大肠部药队

补大肠猛将　　淫羊藿、粟壳

补大肠次将　　诃子肉、百合

泻大肠猛将　　大黄、桃仁、雷丸、麻仁、升麻、紫草

泻大肠次将　　秦艽、旋覆花、郁李仁、杏仁、大腹皮、白芷、梨汁

凉大肠猛将　　黄芩、黄柏

凉大肠次将　　地榆、槐实、知母、连翘

温大肠猛将　胡椒、破故纸、枸杞

温大肠次将　当归

大肠部列方

千金牡丹皮散　治肠痈。

丹皮　苡仁（各五钱）　瓜蒌仁（一钱五分）　桃仁
（十二粒研）

水煎服，如大便闭，加大黄钱半，当归三钱。

鸦胆子方　治久痢，寒积在肠。

用鸦胆子一个蒸透，将米粉包作团子蒸熟，以
开水囫囵吞下，空心服。

清魂散　治肠风下鲜血，而腹不痛者。

荆芥（炒黑三钱）　当归（五钱）

十全大补汤、补中益气汤、附子理中汤、小承
气汤（以上诸方俱见卷一）。

归脾汤（见心部）。

芍药甘草汤（见肝部）。

三黄解毒汤（见胃部）。

小肠部（手太阳属腑）

小肠者，受盛之官，化物出焉。其上口即胃下口，水谷由此而入，其下口即大肠上口，此处泌别清浊，俾水液注入膀胱，滓秽流入大肠，是腑中之有鉴别者。故与心相表里，脉附于膀胱而在左尺，小肠无表证，皆属于里。

小肠虚，左尺脉必细软，其症为溺赤短，为腰痛。

溺赤短者，水不胜火也，生地黄汤主之。腰痛者，水不足也，六味地黄丸主之。小肠实，左尺脉必洪弦，其症为小肠气，为交肠。小肠气者，气滞下焦，脐下转痛，失气则快也，橘核丸主之。交肠者，阴阳拂逆，大小肠交也，五苓散主之。小肠寒，左尺脉必迟，其症为咳嗽失气。咳嗽失气者，小肠嗽也，止嗽散加芍药主之。小肠热，左尺脉必数，其症为溺涩溺短。溺涩溺短者，湿热壅滞也，导赤散主之。

小肠部药队

补小肠猛将　生地

泻小肠猛将　木通

泻小肠次将　瞿麦、海金沙、川楝子、苡仁、赤芍、赤茯苓、灯草

小肠部列方

生地黄汤、六味地黄丸、五苓散、止嗽散（俱见卷一）。

导赤散（见心部）。

橘核丸（见肝部）。

三焦部（手少阳属腑）

三焦者，人生三元之气，脏腑空处是也，上焦心肺居之，中焦脾胃居之，下焦肝肾膀胱大小肠居之。其气总领脏腑营卫经络，内外左右上下之气，三焦通则竟体调和，同其职已。三焦之病，属于脏腑，并无另立病名。

三焦部药队

补三焦猛将　淫羊藿、黄芪

泻三焦猛将　青皮、木香〔次将〕柴胡、香附

温三焦次将　乌药、白豆蔻、胡桃

凉三焦次将　山栀、麦冬、黄柏、地骨、青蒿、连翘

心包络部（手厥阴属腑）

心包络者，即膻中。与心相附，居膈上，代君行事，臣使之官，喜乐出焉，其见症有手中热，心中大热，面黄目赤，心中动诸端，而要之包络之病，即心部之病也，言心不必更言包络矣。

卷 三

儿科目录

儿科论治

初生保治 外热内热 辨非惊论 痰火闭证 木侮土证 大惊猝恐 夜啼 吐泻 伤暑 食积痞积虫积痰积水积 疳证 盗汗自汗 咳嗽 解颅龟胸龟背

此外诸证治法与方脉同，故不赘叙。

儿科证治

儿科论治

小儿之病，百倍难于方脉。其疾痛疴痒不能自言，旁人又不能代言，全恃医家以意揣之，揣之不合，杀人易于反掌。即揣得其当，而小儿纯阳之体，易虚易实，药一过分，变幻百端，此非绝顶聪明，好学深思，心知其意者，未易胜任也。至于护惜之深，姑息之至，则饱暖失宜，果物恣食，畏苦废药，或求速杂投，则又非医家之咎矣。然揣之之法，不过辨其表里虚实寒热，其法与方脉无异，其证亦与方脉同。方脉中之病，小儿亦无不有也，故不能儿科者，或能治方脉，不能方脉者，必不能治儿科。

初生保治

初生三朝，即用三黄汤解其胎毒，服三四日后，每日投金银花汤，至弥月而止，可保其痘稀，而少疮疹之患。若遇寒冬之月，或小儿体寒质薄，则专用金银花汤亦可。弥月间声直发搐，撮口脐风，是胎风也，俗名腹里惊。因其母肝气素郁，儿禀受之，再浴时断脐时，或有进风，得外风则内风动。此证发之太早，泣不出声，泣而无泪者，皆难治。治法，痰盛者先治痰，火盛者先清火，或用益黄散治之，视其牙龈有泡，急以绵裹指擦破之，用青黛、冰片，略涂口内为妙。至三岁以前，形质微弱，无脉可凭，但察其脉之强弱缓急而已，须更审其食指寅卯辰三关。男左女右，食指近手第一节为寅关，次节为卯关，上节为辰关。凡儿有病，必有脉纹外现，如现纹在寅关，不过卯关者易治，连卯关者难治，过辰关者更难治，若一条纹，从寅关直透卯透辰者必死。其纹青色为风，紫为泻利，青紫为肝木乘脾，红则为热，合之唇舌面色，亦可得其大概也。三岁后六七至为平脉，四五至为寒，九十至为困，脉弦急为气不和，沉缓为伤食，促结为虚惊，浮为风，沉细为寒，脉乱者不治。

外热内热辨

外热与内热不同，外热者，身终日发热，或拘束肢冷，外有清涕咳嗽，头痛鼻塞之象，内则脉浮而不渴，此外解之证也，不可用凉药，宜荆防散表之。得汗自愈，内热者，如夜热潮热，昼轻夜重，病最缠绵，或口渴，或腹胀，或盗汗，其症有因伤食停瘀，伏燥伏火，阴虚阳虚等异。宜分别而治，此内解之证也，不可用表药。伤食者，保和丸加地骨皮消之。停瘀者，和中丸加鳖甲、牡蛎消之。伏燥者，贝母瓜蒌散润之。伏火者，黄芩芍药汤加山栀、丹皮等清之。阴虚者，蒿皮四物汤退之。阳虚者，四君子汤养之。此等热久必伤阴，日渐消瘦，成为疳痨，慎勿忽视。

非惊论

方脉中有中寒中暑诸证，时医混以为中风，东垣、景岳以非风别之，善矣。儿科有急惊风慢惊风二证，不惟惊字全无干涉，即风字亦未可混称。乃自有惊风之名，而滥以丸子相投。从此小儿之遭其劫者，不知万万矣，试思惊字何解，凡受吓者谓之惊，吓则神魂失守，心神恍惚，惕惕悸动，唯心虚者易犯此。在方脉中亦有之，儿科中大惊猝恐一证，即此候也，是真惊也，故用药以人参、五味、枣仁、丹参等安神定魂为主。断无有攻痰散风而能治惊证者，且风字亦有二义。在外感则为风邪，宜用表散，在内病则为肝风，宜用镇息。今混言之曰风，究竟外风乎？内风乎？治外风之药不可以治肝，治肝风之药不可以解表，甚矣哉其混也。盖时俗所谓急惊风者，痰火闭也，小儿受暑热则生火，乳积则生痰，痰火相搏，则血虚而肝失所养，肝主筋，筋脉干热则抽搐，故外作拘挛，面现青色，是肝燥而风内动，非外风也，是痰火闭其窍。而目窜牙紧发厥，非吓惊也，但利其窍，清其火，降其痰，则神醒矣。此证即不医亦能自醒，而漫以惊风名之可乎，世俗所谓慢惊风者，脾虚生风也，小儿或吐或泻，久则脾虚，肝

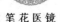

木乘之，手足微搐，是内风侮土，非外风也。阳衰神怠，气息短促，是中气脱乏，非吓惊也，宜补其脾，回其阳，则土振而木静矣，此证不补必死。而谬以惊风名之可乎，且急惊为实火证，慢惊为虚寒证，如水火然，治急惊药不可治慢，治慢惊药不可以治急。而世俗竟有以一粒丹丸，名之曰治急慢惊风，欺人乎？欺天乎！兹特并揭之曰非惊，而分为痰火闭证、木侮土证，则为实为虚，当各求其病源而治之，而小儿庶不至于枉死。

痰火闭证

痰火之证，即俗所谓急惊风也，小儿或感风寒，或积乳食，皆能生痰。痰积则化火，或受暑热亦生火，失于清解，则火升而痰亦升。痰火上壅，闭其肺窍，则诸窍皆闭，其症目直气喘，昏闷不醒。且火甚则肝燥筋急，为搐搦掣颤反引窜视，而八候生焉。总因痰火郁结，肝风内动而成，当其拘挛弓仰之时，但以手扶，勿可用力抱紧，伤其筋络，致成废疾。初起以通关散开其嚏，得嚏则醒，轻者利火降痰汤，重者清膈煎加石菖蒲、竹茹，或抱龙丸，醒后清热养血汤。

木侮土证

木侮土证，即俗所谓慢惊风也。小儿受暑受寒，或伤乳食，皆能作吐作泻，或吐泻交作，久则脾土虚弱，肝木乘之。其泻渐见青色，面部痿白带青，手足微搐无力，神气恹恹不振，而慢脾成矣，初起即宜异功散，吐则加藿香、煨姜。若病已数日，粪见青色，即加木香或肉桂。若手足皆冷，脉息微细，唇舌痿白，此将脱之证，宜急用附子理中汤，以温中回阳，尚有可救。诸脏之症皆缓，独脾病之变甚速，尽有吐泻一昼夜而即脱者，慎勿缓视也。

大惊猝恐

大惊猝恐，真惊也，小儿气血未充，心神怯弱，一遇惊吓，则神魂震怖，举动失常，夜则跳醒，昼则惊惕。治宜安神魂，敛心气，七福饮、秘旨安神丸、安神定志汤皆可。心有蕴热而惊悸者，七味安神丸，神定后，气虚者，四君子汤以补其阳。血虚者，六味地黄丸以补其阴。若妄投以朱砂镇惊丸子，耗其心血，则愈发愈盛，肝风乘虚而亢，其势不可复制矣，慎之。

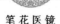

夜　啼

夜啼之证有二，一曰脾寒，一曰心热。若仅胃停乳食，则不能安寐而已，不啼也，脾寒者，温其脾而啼止，藿香和中汤主之。心热者，清其心而啼亦止，导赤散加川连主之，或花火膏亦可，切勿乱投消痰破气之药，致损真元。

吐　泻

小儿吐泻之症最多，或专吐，或专泻，或吐泻交作。其因伤食而吐泻者，腹必硬，所吐所泻，必有酸臭气，保和丸消之。因伏暑而吐泻者，小水必不利，必兼烦渴，吐则香薷饮，泻则四苓散加益元散，或导赤散加川连清之。因受寒而吐泻者，唇舌面色必痿白，口不渴，四肢或冷，此证易成慢脾。始则平胃散、二陈汤加煨姜，以温其中。继则六君子汤，以补其脾。若虚寒甚，则附子理中汤，不可稍缓，其因伏火而吐泻者，身必热，唇舌必赤，清中饮导之。火退后，仍宜四君子汤，以养其脾。盖火吐则乳饮不得入，一入即出，寒吐则乳饮受而后出，此其辨也。然吐泻久则脾胃必虚，肝木必侮，无论因何而起，凡大吐大泻之后，即有火亦清，有食亦出，速宜培补脾阳，勿使气脱。

伤 暑

小儿性秉纯阳，不受火迫。一染邪暑，热焰沸张，其症肌热烦躁，口渴唇红，溺涩，急宜香薷饮调服益元散以解之。且暑中有湿，湿易伤脾，故每作泻利，甚者兼吐，治法详吐泻门。若受暑风而清涕头痛者，用香薷饮加秦艽、荆芥主之。若热动肝风而发搐厥，宜用清热汤利其暑热。而风自息，昏闷者，通关散启其嚏，切勿轻用治惊化痰之品，戕其正气，变生他证。

食积痞积虫积痰积水积

诸积皆属于脾，脾土果旺，则何物不化，至于成积，脾力之弱可知已。然积既已成，势不能不用药以消，夫欲消困脾之积，必更伤受困之脾。愿治积者，必时时顾念脾土而后可。食积者，肚腹必硬，膨胀拒按，吞酸嗳腐，不思饮食，保和丸、大和中饮等消之。脾虚者，六君子汤参用。痞积者，或疟后痰结，或血裹肝气，伏于胁下，时痛时止，和中丸消之。外贴消痞膏，气虚者，六君子汤参用。虫积者，湿热所化也，虫有九而血鳖最狠，蛲虫最驯。寸白虫上能蚀肺，柳叶虫下能蚀肝。凡患虫证，则唇内起白点，若虫长一尺，贯胃则危，冲心则死，其人日渐消瘦，虫则吸血自肥，当以化虫丸下之。腹痛则服花椒汤，虫闻椒则伏也。下后，仍以异功散养脾。痰积者，饮食所积，脾不能化，则酿而为痰。其证初起时，两脉皆弦，腹渐胀大而软，急宜六君子汤加厚朴、麦芽、莱菔子等以消之。若迁延日久，则痰积愈多，一旦上涌，发为厥逆，则吐之不能，下之不得，无药可治也。水积者，即水肿之证，治法具详卷一。

疳 证

疳者干也，久热伤阴，津液干涸之证，俗名童子痨。其证总因饮食不节，积滞化火，渐或生痞生虫，致成骨蒸。内热销灼其阴，其症腹大青筋，发直毛焦，肌肤枯燥，唇舌绛红，而疳证成矣。此证阴血既槁，势已难回，况又有热未清，积未去乎。善治者，必乘其阴血未槁之时，清其火，消其积，育其阴，调其脾胃，尚克有济，初治宜清热导滞汤。有虫者，唇内起白点，以化虫丸间服。若阴分既虚，则用理阴和中煎。胃口不开，则并用异功散调其胃。俾得阳生阴长，庶几有救。大约此症腹软者，虽虚可治，为其能受补也。腹硬者难治，为其不可消也。

盗汗自汗

盗汗为阴虚，自汗为阳虚，然亦有秉质如此，终岁习以为常，此不必治也。若平日并无此证，又非夏秋暑月，而无端盗汗者，宜四物汤加龙骨、牡蛎、浮小麦、北五味之属，以养其阴。无端自汗者，宜四君子汤加北五味、牡蛎，以养其阳，或加玉屏风散亦可。

咳　嗽

小儿咳嗽，半由于风寒，初起以杏苏煎散之。痰薄者，加半夏、生姜。痰浓者，加川贝、花粉、瓜蒌仁之属。肺有火邪，则泻白散，此一定之治法也。若秋冬燥令，肺受火刑，则咳而无痰，甚者咳血，宜以贝母瓜蒌散润其肺。清肃之气下行，则咳自止。

解颅龟胸龟背

解颅者，脑盖未满，头颅不合，中陷而四角起，如古钱之形，此先天不足所致。暑月服六味地黄丸，冬春之月补天大造丸。俟气虚渐充，则自合矣。龟胸者，肺热作胀，胸骨高起，须白虎汤加泻白散，以凉肺气。若喘急者，难治也。龟背者，背骨高突如龟，此先天不足。督脉为病，补天大造丸加金毛狗脊治之。

儿科列方

三黄汤

黄芩　黄柏　川黄连　大黄（各一钱）

浓煎，将丝绵作乳头状，蘸药时时令吮，每日五六回，不必尽剂。

益黄散

陈皮（一钱）　青皮　诃子肉　炙草（各五分）

丁香（三分）　荆防散荆芥（一钱）　防风　苏梗

川芎　陈皮（各八分）　杏仁（二钱）　甘草　姜皮

（各三分）

保和丸

山楂炭　茯苓　莱菔子(各一钱五分)　神曲　半夏　陈皮　连翘(各一钱)

和中丸

白术(二两)　扁豆　茯苓　砂仁　半夏(各一两)　枳实　神曲　炒麦芽　楂炭　香附　丹参(各一两五钱)　陈皮　五谷虫(各二两)

共为末，每服三钱。

贝母瓜蒌散

川贝(二钱)　瓜蒌仁(一钱五分)　山栀　黄芩　橘红(各一钱)　甘草(五分)

热甚，加川连八分；痰多，加胆星五分。

黄芩芍药汤

黄芩　白芍(各二钱)　生甘草(一钱)

蒿皮四物汤

生地(三钱)　北沙参　炙鳖甲(各二钱)　归身

白芍　青蒿（各一钱）　地骨皮（一钱五分）　丹皮

（八分）　甘草（五分）

四君子汤

人参　茯苓（各一钱）　白术（一钱五分）　炙甘草

（五分）　大枣（三枚）

通关散

细辛　皂角（各三钱）　生半夏（二钱）

共研末，吹入鼻孔取嚏。

利火降痰汤

黄连（八分）　连翘（一钱五分）　山栀　滑石（各二钱）

木通　黄芩　枳实　瓜蒌霜　车前（各一钱）

钩藤（四钱）　柴胡（六分）　甘草（三分）

清膈煎

制胆星　木通（各一钱）　白芥子　川贝（各二钱）

海石（三钱）　陈皮（一钱五分）　抱龙丸胆星（二钱）

天竺黄（一钱五分）　雄黄　辰砂（各一钱）　麝香（三分）

共为末糊丸，灯心汤下。

清热养血汤

细生地（三钱）　丹参（一钱五分）　黑山栀　青蒿　丹皮（各一钱）　赤芍（八分）　生甘草（五分）

异功散

即前四君子汤加陈皮一钱。

附子理中汤

人参　白术（各二钱）　附子　干姜　炙草（各一钱）

七福饮

人参　熟地（各三钱）　归身　枣仁（各二钱）　白术（一钱五分）　炙草（一钱）　远志（五分）

秘旨安神丸

人参　枣仁　茯神　半夏（各二钱）　归身　白芍　橘红（各一钱五分）　北五味　炙草（各五分）　生姜（三片）

笔花医镜

安神定志丸

> 茯苓　茯神　人参　龙齿（各一钱）　远志（五分）

七味安神丸

> 黄连　当归　麦冬　茯苓　甘草（各二钱）　朱
> 砂（三钱）　冰片（二分）
> 共研末为丸，灯心汤下一钱。

六味地黄汤

> 熟地（四钱）　山药　萸肉（各二钱）　丹皮　泽泻
> 茯苓（各一钱五分）

藿香和中汤

> 藿香（八分）　厚朴　砂仁　陈皮　炙草（各五分）
> 生姜（二片）
> 此方加苍术、白芷、苏梗、川芎、香附、楂
> 炭、麦芽，治感寒停食。

导赤散

> 生地（二钱）　木通　麦冬　车前　竹叶（各一钱）

甘草（三分）

加灯心三十寸，虚者加人参五分。

花火膏

灯花三颗煎汤。

香薷饮

香薷　扁豆　厚朴（各一钱五分）　炙草（五分）

四苓散

白术（一钱）　赤苓（三钱）　木通　猪苓（各一钱）
车前　泽泻（各一钱五分）

益元散

滑石粉（六钱）　生甘草（一钱）

平胃散加减

藿香　厚朴（各一钱五分）　苍术（八分）　陈皮（一钱）

二陈汤

制半夏　陈皮　茯苓（各一钱五分）　炙甘草（五分）

生姜（二片）

六君子汤

即前四君子汤加半夏一钱五分，陈皮一钱。

清中饮

川连（五分）　钗石斛　生谷芽（各三钱）　赤苓
车前（各二钱）　酒芩　藿香（各八分）　加姜汁炒
竹茹（一钱五分）

清热汤

钩藤（四钱）　山栀　连翘　青蒿（各一钱五分）
僵蚕　赤芍　香薷（各一钱）　滑石（二钱）　川连
柴胡（各五分）

大和中饮

炒麦芽　楂炭（各三钱）　枳实　砂仁（各六分）
陈皮　厚朴　泽泻（各一钱）　化虫丸　芜荑
雷丸（各五分）　槟榔　木香　白术　陈皮　神
曲（各三钱）　雄黄（一钱五分）

共为末糊丸，使君子肉三钱煎汤，送下三钱。

清热导滞汤

胡黄连（五分）　地骨皮　楂炭（各二钱）　青蒿

山栀　大腹皮（各一钱五分）　炒麦芽（三钱）　槟

榔　厚朴　丹皮　生甘草（各一钱）　加红枣（五枚）

理阴和中煎

生地　北沙参　生谷芽（各三钱）　地骨皮　首乌

青蒿子　炒麦芽　稆豆皮　牡蛎（各二钱）　白芍

楂炭（各一钱五分）　厚朴　丹皮（各一钱）

四物汤

熟地（四钱）　归身　白芍（各一钱五分）　川芎（一钱）

玉屏风散

生黄芪（二钱）　防风（八分）

杏苏煎

杏仁（二钱）　苏梗　前胡　赤芍　荆芥（各一钱）

陈皮（八分）　桔梗　甘草（各五分）

泻白散

桑白皮（蜜炙一钱五分）　地骨皮（二钱）

白虎汤　生石膏（四钱）　知母（一钱五分）　粳米（一撮）

甘草（五分）

补天大造丸

人参（二两）　黄芪　白术（各三两）　当归　枣仁

山药　茯苓（各一两五钱）　熟地　枸杞（各四两）

河车（一具）

用鹿角一斤，龟板八两熬膏，同为丸。

卷 四

女科目录

种子要论　妇女证论　室女　月经　肝气　带下
嗣孕　胎前诸证　临产将护法　产后诸证

女科证治

天台程钟龄女科一卷，悉从诸大家论说中斟酌尽善而出之，字字毫发无憾，并无近世临证指南等纤巧习气。故依治每收实功，兹卷大半宗此，以为女科正范。此外诸证，与方脉同治者。概不赘叙。

调经种子汤

当归、川芎、熟地、香附、白芍、茯苓、陈皮、茱萸、丹皮、元胡水煎。若过期而色淡加官桂、炮姜、艾叶，若先期色紫胶炒黄芩，俱用生姜为引，如经至之日胀起每月一服，经止不必服。即当入房必成孕矣。

笔花医镜

种子要论

《素女论》云："男有三至，女有五至。"如男至而女未至，女至而男未至，皆不成孕。又如阳精先至阴血后恭，则精裹血而成。女阴血先至阳精后卫，则血开裹精而成，故卜书云阴包阳，丹桂发芽，阳包阴，红莲吐萼。何谓男有三至，阳痿不举，肝气未至也，强合则精流而不射举，而不坚。肾气未至也，强合则精散而不聚，坚而不热。心气未至也，强合则精冷而不温，此男子无子之道也。何谓女有五至，交感之时，面赤而热，心气至也。目中视人，肝气至也。娇声低语，口鼻气喘，肺气至也。伸舌润唇，以身偎人，脾气至也。阳施阴受，有子之道也。

妇女证论

妇女之证，不肯对人言，与小儿之不能自言，其难治一也。医家又未便逐细询问，则更暗中摸索矣，然大要不离乎中情郁结者近是。盖妇女阴啬之性，心地浅窄识见拘墟，一有逆意，即牢结胸中，又不能散闷于外，则郁久而成病矣。主治之法，审无外感内伤别证，唯有养血疏肝四字，用四物汤、逍遥散之类，可以得其八九。其一切杂证，与方脉同治，兹不赘叙，若胎前产后，此生死交关处，详叙于后，慎勿忽诸。

室　女

室女天癸未至，有病从幼科论，天癸既行，则与妇人同治矣。然其神云气足，经水应无愆期。其有时经闭者，若非血海干枯，必其经脉逆转。血枯则内热咳嗽，渐成怯证，经逆则为吐为衄，血必妄行，皆非轻候也，须速治之。如或经水适来，偶阻溺窍，则小便不通，腹胀欲死，急宜通其经而便自利，用调经饮。更有心热烦闷，如嘈如饿，恹恹倦怠，此其情窦久开，欲火内炽所致。为父母者，查知其意，速宜择配定期，以安其心。若溺爱久留，或不爱冰阁，必相火刑金，咳嗽发热，吐血而成痨瘵，慎勿选婿，而俾令饮恨以终也。

月　经

经者常也，月行有常度，经水有常期。其愆乎常者，皆病也。方书以趱前为热，退后为寒，此说亦难尽

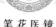

信。要之，察其色总以红为正，其变为紫黑者，热也。黄如米泔者，湿也。浅淡红白者，虚也。或成块而紫黑，色黯者，寒凝也。成块而紫黑，色明者，热结也。将行而腹痛拒按者，气滞血凝也。既行而腹痛喜按者，气虚血少也。经前发热者，为血热。经后发热者，为血虚。腹胀者，为气滞。腹痛者，为血滞。泄泻者，是脾虚。溏泻者，是寒湿。凡逆行上溢而吐衄，错行下流而暴崩，皆属血热妄行。而亦有络脉伤损，瘀积肝旺所致。若经水过多者，色淡为虚，色深为热。或兼赤白带而下者，臭者为湿热，腥者为寒湿，血枯与经逆者，并用益母胜金丹加牛膝主之。经阻溺窍者，调经饮并泽兰汤主之。经水紫黑者，生地四物汤加丹参、丹皮、益母草。淡红者，八珍汤主之。黄如米泔者，六君子汤加苡仁、扁豆。寒凝成块者，四物汤加桂心、牛膝。热结成块者，生地四物汤加丹参、丹皮、益母草。气血凝滞而作痛胀者，调经饮或四物汤加延胡、香附、木香。气虚血少，而或痛或热者，四物汤加人参、白术。泄泻溏利者，六君子汤主之。血热而上下妄行者，四物汤加丹皮、阿胶、黄芩、黑山栀。络脉伤而妄行者，或喜怒，或过劳，八珍汤主之。瘀血积则血不归经，独圣丸主之。肝火旺不能藏血者，逍遥散主之，其兼赤白带者，五苓散加减治之。

肝 气

肝气者，妇女之本病。妇女以血为主，血足则盈而木气盛，血亏则热而木气亢，木盛木亢，皆易生怒。故肝气唯妇女为易动焉，然怒气泄则肝血必大伤，怒气郁则肝血又暗损。怒者，血之贼也。其结气在本位者，为左胁痛。移邪于肺者，右胁亦痛。气上逆者，头痛目痛，胃脘痛。气旁散而下注者，手足筋脉拘挛。腹痛小腹痛，瘰疬乳岩。阴肿阴痒阴挺诸证，其变病也不一，随证而治之。

左胁痛，肝气不和，柴胡疏肝散。若七情郁结，用逍遥散、解恨煎。右胁痛，用推气散。如肝燥而皮胞胀痛者，瓜蒌散。头痛者，痛或连眉棱骨眼眶，逍遥散主之。目痛者，蒺藜汤加柴胡、山栀。胃脘痛者，沉香降气散、柴胡疏肝散并主之。手足筋脉拘挛者，肝气热也，五痿汤加黄芩、丹皮。腹痛者，木乘土也，芍药甘草汤主之。小腹痛者，疝瘕之气，橘核丸主之。

瘰疬者，血燥有火也，消瘰丸散之，兼服逍遥散。乳岩者，逍遥散、归脾汤二方间服。阴肿阴痒阴挺诸证，逍遥散主之，甚则龙胆泻肝汤。

带　下

带证有青黄赤白黑之分，亦不必分属五脏，总之不外乎脾虚有湿而已。用五味异功散加扁豆、苡仁、山药、泽泻等，无不愈者。倘挟五色，则加本脏药一二味亦可。若有热，加黄柏、莲心为得。

青色属肝，异功散加柴胡、山栀。黄色属脾，加石斛、荷叶、陈米。赤色属心，加丹参、当归。白色属肺，倍加苡仁。黑色属肾，加杜仲、续断。

嗣　孕

求嗣之法别无他术，只有实心待人，广行善事而已，男子葆精，女子调经。诗曰："妇人和平。则乐有子。"男女有病，或气血不足，随证调理，无不得子者。至有孕之脉，左寸心脉动甚，为孕子之兆。心主血，心脉旺则血旺，故知有子。若两尺脉旺，与两寸迥别，亦为有子。若流利雀啄，亦为孕脉。盖经脉闭塞不行，故脉疾而歇至，此数月之胎也，或谓两寸皆浮大，主生二男。两手皆沉实，主生二女。若经断三月，以川芎末煎艾汤，空心服之，腹内微动者，即胎也。葆精之道，首宜寡欲，次宜服药。

真水虚而左尺无力者，六味丸合五子丸，或左归丸。真火衰而右尺无力者，八味丸合五子丸，或右归丸。两尺俱无力者，十补丸合五子丸。精薄不凝者，六味丸合五子丸，加鱼鳔、鹿角胶之属。气虚不能射远者，赞育丹主之。

调经之法，见于月经篇。

血热者，益母胜金丹加生地、丹皮。血寒者，益母胜金丹加肉桂。气滞腹痛者，四物汤加延胡、香附、木香，或调经饮。气虚者，四物汤加人参、白术、黄芪。气血并虚者，毓麟珠主之。

胎前诸证

妊娠之月，宜节欲食淡，勿过劳，亦勿过佚。日常走动，以活其胎。摒绝嗔怒，以静其性。自然易生易育，儿亦聪明多寿矣。然儿在腹中，为时又久，一切皆能致病，备举其证，以示治法。

恶阻者，浊气闭塞中脘，停痰眩晕，呕吐满闷，宜二陈汤加枳壳主之。脾虚者，六君子汤加苏梗、砂仁、香附。

胎动不安者，起居不慎也，安胎饮主之。

胎漏者，经水忽下，血沥尽则胎不保，四物汤加防风、黄芩主之。如血虚，加茯苓、阿胶、艾叶。气虚下陷者，补中益气汤。

子悬者，胎上逼也，紫苏饮加减主之。更有气逆而厥晕者，名曰子眩，其证甚危，亦用前药。如脾虚挟痰者，六君子汤。

胎不长者，产母宿疾所致，五味异功散，或八珍汤主之。

子烦者，烦心闷乱也，四六两月居多。火盛而烦，淡竹叶汤，若气滞而闷，宜二陈汤加白术、黄芩、苏梗、枳壳。

子痫者，血虚受风，忽然口噤反张，其证最暴。受风者，羚羊角散定之。若怒动肝火者，佐以逍遥散；胎气上逆者，佐以紫苏饮。

子鸣者，小儿口中脱出胞乳，腹内哭声也，须曲腰就地，如拾物状，一二刻。疙瘩乃入儿口，即止，用四物汤加白术、茯苓，以安胎气。

子喑者，肾脉系舌本，为胎气壅闭，故不能言，不须服药，分娩后自能言矣。

小便不通者，小肠有热也，四物汤加黄芩、泽泻主之。然有胞胎坠压，胞系缭乱，点滴不通者，名曰转胞，其祸最速，茯苓升麻汤主之，或服补中益气汤，随服而探吐之。

胎水肿满者，名曰子肿，由胞胎壅遏、水饮不流所致，五皮饮加白术、茯苓主之。脾虚不能制水者，六君子汤。

乳自出者，名曰乳泣，生子多不育，八珍汤补之。

热病损胎者，病热而胎损腹中也，古方用黑神散下之，或平胃散加朴硝五钱下之，更稳。产母面赤舌青，其子已损，若面青舌赤，母亦难全，慎哉。

小产者，未足月而欲生，总因劳伤所致。急用安胎饮以安之，既产而腹痛拒按者，瘀血也，当归泽兰汤主之。

小产后血不止，或烦渴面赤，脉虚微者，气血大虚也，八珍汤加炮姜补之。若腹痛呕泻，脾胃虚也，香砂六君子汤加姜、桂。

临产将护法

临产之月，一宜善养，勿呆坐，勿多睡，勿饱食。常食糜粥，以解饥渴。天热则择凉处，天寒则择暖室。二宜选稳，须预请老练稳婆，备办需用之物。临产时但用老妇二人撑扶，不许多人喧闹。三宜服药，怀孕八月，宜服保产无忧汤二三剂。临产时再服此剂，撑开道路，则儿易生。如或连日不产，用力太早，宜服加味八珍汤。以助其力，人生人系天生人，有自然之造化。不假人力强为，其有调护失宜而为逆产者，则命在呼吸，备列方法，以保两全。冻产者，天寒气血凝滞，难以速生，须暖其室，厚其衣服。热产者，暑月过热，恐头目昏眩，而生血晕，宜就凉处。若水阁风雨，更宜谨避。

横生者，儿方转身，用力太急也，产母宜安然仰睡。令老练稳婆先推儿身顺直，以中指探儿肩，不令脐带扳挶，然后用脱花煎催之，产母努力，儿即顺生。

倒产者，儿未转身，努力太早，手脚先出也。令稳婆轻手推入，若良久不生，稳婆手入产户，就一边拨转儿头，服脱花煎。

偏产者，儿已转身，母努力太急，逼儿头偏一边，虽露顶，非也，乃额角耳。令稳婆轻手扶正其头，儿即下。若儿顶后骨偏注谷道，露额，稳婆轻手于谷道外旁托正，产母努力即生。

碍产者，儿转身时，脐带绊其肩，以致不生。稳婆轻手推儿向上，以中指按儿肩，脱去脐带，即生。

盘肠产者，临产子肠先出，然后生，子肠出时，以洁净漆器盛之，用蓖麻子四十九粒研烂，涂产母顶，肠即收。急洗去其药，其肠若干，以磨刀水少许温润之，又有用麻油纸燃点灯，吹熄，以烟熏其鼻，肠即上。交骨不开，有锁骨者，有血虚不能运达者，令稳婆以麻油调滑石，涂入产门，或用两指缓缓撑开，服加味归芎汤、脱花煎。

产门不闭，气血虚也，八珍汤补之，如不应，十全大补汤。

胞衣不下者，因力乏不能努力，宜用物系定，再服归芎汤，即下。或血入胞衣，胀大不下，心腹胀痛，喘急，急用清酒送失笑丸三钱，其衣自下。如不应，花蕊石散、牛膝散亦得。

产后诸证

产后最宜将护，一曰倚坐，上床以被褥靠之。暑月以櫈靠之，不可遽然睡倒。须至十日后，方可平睡。常以手从心摩至脐下，俾瘀露下行。二曰择食，初生后宜专食粥，半月后方可食打开鸡蛋，满月后可食羊肉、猪蹄等物。三曰避风，养神，少言语，大忌梳头濯足，恐招风湿。四曰服药，初产毕，即用生化汤或归姜汤，以驱瘀血，自然安吉。其有变生他证者，随证治之。产后血晕者，瘀血上攻，胸腹胀痛拒按，宜归芎汤下失笑丸。若去血过多，心慌自汗，用归姜饮加人参，甚则加熟附子。

产后不语者，由心肾不交，气血虚弱所致，七珍散、归脾汤并主之。若虚火上炎，六味地黄丸。产后发热者，若无风寒表邪之象，则血虚也，四物汤加黑姜补之，或加童便为引更效。如有脾虚伤食，用异功散加神曲、麦芽。大凡风寒发热，昼夜不退，若血虚与伤食发热，则晡热晨退，然伤食更必吞酸嗳腐满闷，以此为别。更有气血大虚，阴躁作渴者，乃阳随阴散之危候，十全大补汤救之。

狂言如见鬼神者，有败血上冲，胸腹胀痛，宜泽兰汤并失笑丸。若血虚神不守舍，则心慌自汗，宜安神定志丸加人参、归、芎治之，归脾汤亦得。

心神惊悸者，心血空虚也，七福饮、秘旨安神丸之类。

汗多变痉者，阳气大虚也，十全大补汤主之。

产后身痛，若遍身手按更痛者，瘀血凝滞也，四物汤加黑姜、桃仁、红花、泽兰化之。若身痛喜按者，血虚也，四物汤加黑姜、参、术补之。若兼风寒，必头痛鼻塞恶寒，宜古拜散加当归、川芎、秦艽、黑姜散之。

产后腰痛，若上连脊背，下连腿膝者，风也，独活寄生汤主之。若专腰痛者，虚也，八珍汤加杜仲、续断、肉桂。若恶露不尽，痛如锥刺者，速用桃仁汤化之，免作痈肿。

产后心腹诸痛，受风寒者，口鼻气冷。停食者，吞酸嗳腐，俱用二香散。惟瘀血作痛，若刀锥之刺，失笑丸主之。其中气虚寒，腹中冷痛，得热则止者，理中汤加桂心。若小腹痛处有块，不可手按者，此名儿枕痛，瘀滞也，失笑丸主之。

恶露不绝者，因肝气不和，用逍遥散。因脾不统血，用归脾汤。若因瘀滞而新血不得归经，必腹痛拒按，归芎汤下失笑丸。

蓐劳者，寒热食少头胀肢痛，最难调治，八珍汤养之。

喘促者，荣血暴竭，卫气无依，最为难治，六味地黄汤加人参。若脾肺两虚，四君子汤加黑姜、当归。若瘀血入肺，口鼻起黑气及鼻衄者，此肺胃将绝之候，急服参苏饮。如厥冷自汗，更加附子，间有得生者。

产后乳少，由元气虚弱，八珍汤主之。若乳房焮胀，是未通也，速宜吮通，服王不留行汤。若为儿口吹气，壅肿不通，不急治即成乳痈，速服瓜蒌乳香散，敷香附饼。若儿饮不尽，留乳作肿者，亦如前法，亦有郁怒而乳肿者，于瓜蒌乳香散内加柴胡、赤芍、橘叶、甘草。乳痈初起，由胆胃热毒，服瓜蒌乳香散，敷香附饼即消。如已成脓，则以神仙太乙膏贴之，吸尽脓则愈矣。

乳岩初起，内结小核，不赤不痛，渐大而溃，形如熟榴，内溃深洞。此脾肺郁结，气血亏损，最为难治。初起用加味逍遥散、加味归脾汤，二方间服，亦可内消。及其病势既成，虽有卢扁，亦难为力。

乳卸者，乳头拖下一二尺，此肝经风热发泄，用小柴胡汤加羌防主之，蓖麻子四十九粒、麝香一分，研涂顶心，俟乳头收上，即洗去。

女科列方

益母胜金丹 调经行血。

砂仁拌熟地　酒蒸当归　酒蒸茺蔚子　土炒上白术　酒炒香附（各四两）　酒炒白芍　酒蒸丹参（各三两）　酒蒸川芎（二两五钱）

以益母草八两，酒水各半熬膏，蜜丸，开水下。

独圣丸　去瘀积。

五灵脂去土，炒烟尽，为末，醋丸，酒送下。

蒺藜汤　治目赤肿痛。

白蒺藜（一钱五分）　荆芥　赤芍（各一钱）　羌活
防风（各七分）　甘草（五分）　加有须葱白（二段）

龙胆泻肝汤　治肝经湿热。

龙胆草　泽泻（各一钱）　车前子　木通　生地
山栀　酒炒当归　黄芩　甘草（各五分）

解恨煎　治暴怒伤肝，气逆胀满。

陈皮　半夏　厚朴　茯苓（各一钱五分）　苏叶
芍药（各一钱）　砂仁（七分）

如胁肋胀痛加白芥子一钱，如胸膈气滞加枳
壳、香附、藿香。

调经饮　治经阻气滞而作痛者。

当归（三钱）　牛膝　山楂　香附（各二钱）　青皮
茯苓（各一钱五分）

五子丸　此方同六味丸、八味丸合成，为种子之方。

枸杞子　菟丝子(各四两)　五味子　车前子
覆盆子(各二两)

石斛六两熬膏，蜜丸，开水下四钱。

赞育丹　治男子精衰阳痿，而艰子息。

熟地　白术(各八两)　当归　枸杞(各六两)　杜
仲　仙茅　韭子　巴戟肉　山茱萸　淫羊藿
肉苁蓉(各四两)　蛇床　附子　肉桂(各二两)

毓麟珠　治妇人气血虚，而经不调不孕者。

人参　白术　茯苓　芍药　川芎　炙草　杜
仲　鹿角霜　川椒(各二两)　熟地　当归　菟
丝子(各四两)

蜜丸，空心服。

安胎饮

当归　川芎　白芍　熟地　茯苓　阿胶(各一钱)
白术(三钱)　炙草　艾叶(各三分)

紫苏饮

当归　川芎　紫苏(各一钱)　炙草　人参　白芍(各五分)　大腹皮(八分)　加姜(一片)　葱白(一寸)

淡竹叶汤

淡竹叶(七片)　黄芩　知母　麦冬(各一钱)　茯苓(二钱)

羚羊角散

羚羊角　独活　当归(各二钱)　川芎　茯神　防风　炙甘草(各七分)　钩藤(三钱)　桑寄生(二钱)　人参(八分)

茯苓升麻汤　治妊娠小便不通。

茯苓(赤白各五钱)　升麻(一钱五分)　当归(二钱)　川芎(一钱)　苎根(三钱)

或调琥珀末二钱服更佳。

黑神散　隆冬寒月，及体气虚寒者用此。

桂心　当归　芍药　炙草　干姜　生地(各一两)　黑豆(二两)　附子(炮去皮五钱)

当归泽兰汤

当归　泽兰　酒芍　川芎　熟地(一钱五分)　延胡索　红花　香附　丹皮(各五分)　桃仁(七粒)

保产无忧汤　临产日，先服一二剂。

酒洗当归(一钱五分)　川贝(一钱)　黄芪(八分)　艾叶(七分)　酒芍(一钱二分)　菟丝子(一钱四分)　姜汁炒厚朴(七分)　荆芥(八分)　枳壳(六分)　川芎(一钱三分)　羌活(五分)　甘草(五分)　姜(三片)

加味八珍汤

人参　白术(各一钱)　茯苓(八分)　当归(五钱)　炙草(三分)　川芎(一钱五分)　酒芍(二钱)　熟地(一钱五分)　乳香(五分)　酒炒丹参(三钱)　益母草(二钱)

加味归芎汤

当归(五钱)　川芎(三钱)　龟板(童便炙三钱)　妇人头发(一握烧灰存性)

脱花煎　凡将产，先服此药催生最佳，胎死腹中，加

朴硝三钱即下。

当归（八钱）　肉桂（二钱）　川芎　牛膝（各二钱）

车前子（一钱五分）　红花（一钱）

失笑丸　治瘀血胀胞，并治儿枕痛。

五灵脂（去土炒）　蒲黄（炒）

等分为末，醋丸，每服三钱，酒下。

花蕊石散　服此瘀血化水，其人即苏。

花蕊石（一斤）　上色硫黄（四两）

为末和匀，入瓦罐封固，用炭煅二炷香，取研，童便酒下。

牛膝散　治胎衣胀急，缓则不救。

牛膝　川芎　炒蒲黄　丹皮（各一两）　桂心（四钱）

当归（一两五钱）

共为末，每服五钱，水煎。

生化汤　产后去瘀要药。

当归（三钱）　黑姜（五分）　川芎（一钱五分）　益母草（一钱）　桃仁（七粒研）

归姜汤　产后心慌自汗。

　　当归（三钱）　黑姜（七分）　炒枣仁（一钱五分）

七珍散

　　人参　石菖蒲　生地　川芎（各一两）　防风
辰砂（各五钱）　细辛（一钱）

　　为末，薄荷汤调下。

古拜散　产后受风诸证。

　　荆芥穗为末，每服三钱，生姜汤调下。

独活寄生汤

　　独活　桑寄生　防风　秦艽　威灵仙　牛膝
茯苓（各一钱）　桂心（五分）　细辛　炙草（各三分）当
归　金毛狗脊（各二钱）

桃仁汤

　　桃仁（十粒炒）　当归（三钱）　牛膝（二钱）　泽
兰（三钱）　苏木（一钱）

二香散　散寒消食。

　　砂仁　木香　黑姜　陈皮　炙甘草（各一两）

　　香附（三两）

　　共为末。

参苏饮

　　人参（一两）　苏木（三钱）

王不留行煎

　　王不留行（一钱五分）　通草（一钱）　赤芍（一钱五分）

　　葱白头（五个）　炒麦芽（三钱）

瓜蒌乳香散

　　瓜蒌（一个）　明乳香（二钱）

　　酒煎服。

香附饼

　　香附（一两）　麝香（二分）

　　共研匀，以蒲公英二两，酒调药敷之。

神仙太乙膏　　治一切痈疽。

元参　白芷　当归　肉桂　生地　赤芍　大黄（各一两）　黄丹（十三两炒筛）

用麻油二斤熬药，去渣成珠，入黄丹再熬为膏。

四物汤、逍遥散、泽兰汤、八珍汤、六君子汤、生地四物汤（即四物汤去熟地用生地）、五苓散、异功散、六味丸（即六味地黄汤）、二陈汤、补中益气汤、五皮饮、平胃散、香砂六君子汤、十全大补汤、理中汤（即附子理中汤）、小柴胡汤（以上诸方俱见卷一）。

柴胡疏肝散、瓜蒌散、五痿汤、芍药甘草汤、橘核丸、消瘰丸（以上诸方见肝部）。

推气散（见肺部）。

沉香降气丸、归脾汤、十补丸、安神定志丸、七福饮、秘旨安神丸（以上见心部）。

左归丸、右归丸（以上见肾部）。

笔花医镜各证总目

　　此集医方极为简当,惟以脏腑十二经分部,只就疾在本经者言之。然有同一病而各属一经,亦有无入数经者,必须察考互校对证医治,□方药不致误施。兹将各证依赖开列,注明某病录某部俾临时便于查阅集内所无之证。

上　部

　　头痛(肝实风热,又肝无火上炎,又肺表邪恶寒烦渴发热,又肾虚血不充体,又胃热头筋扛起,又膀胱头痛连项脊)。头眩(肝虚火动)。眩晕(肝热风火上升,又脾热因酒湿)。头汗(,□□□□□□□□)。头脊强(膀胱表,天柱骨倒,肾虚督脉空也)。

　　目痛(心热赤肿羞明)。目干(肝虚,水不养木)。目赤(肺热火克金也)。目眩(肝热)。目视无光(肾虚水不足)。目赤肿痛(肝热风火)。目胞肿痛(脾热火升)。眉棱骨眼眶痛(肝虚见光则痛,又目痛,胃表)。鼻塞喷嚏(肺表受邪）。鼻燥（肺邪表火干液）。清涕（肺寒）。鼻衄（肺热血妄行）。鼻赤鼻疮（肺热因酒积）。鼻干（胃表）。口渴（肝虚液燥）。消渴（肝热）。口苦（肝热传胆，又脾热泄泻）。口燥咽干（肾热水涸）。流涎（脾热睡中出液）。唇焦（胃表邪热）。舌黑燥渴（胃热甚也）。舌苔滑（胆寒）。重舌木舌（心热火迫）。齿痛（胃热）。面黄（脾寒本色）。面色萎白（肺寒面正气）。黄胖面肿（胃热有湿，又浮肿面痛，胃表风也）。耳鸣（肾虚火旺）。耳聋（肾虚故闭）。又（脾实火气卫闭）。聤耳（肝热风火相搏）。瘰疬（肝热）。喉痛（肺表邪火内烁）。咽痛（肺寒火闭，又肺热火逼咽道）。咳（肺表无痰有声）。嗽（肺表有声有痰）。咳嗽（肝实木克金，又小肠寒失气，又肺虚不安也，又肺寒，又肺热有浓痰，又肾虚火烁金）。咯血（肺阴虚，虚动穴）。吐血（肺热火动其血，又胃热火迫妄行）。喘（脾虚土不生金，又肺表风寒闭塞，又肾虚水亏火炎）。喘嗽（膀胱表寒，邪客皮毛）。呕（心实无向吐泌）吐（胃虚有物，土被木辱）。热吐（脾热食不能入）。呕吐（肝实木火凌胃，又脾寒中空，食不能消反胃，又胃寒食入复出）。呃逆（肝实气呕郁火卫）。呕逆不止（胃热）。吞酸嗳腐（胃寒）。

中　部

肺萎(肺虚火刑金而叶焦也)。肺壅(肺实吐痰腥臭)。气急(肺虚火上炎)。痰闭(肺实顽痰雍塞)。气闭(肺实气雍闷满)。水闭(肺实作肿发喘)。风闭(肺实风郁哮嗽)。火闭(肺实火郁喘胀)。暑闭(肺实中暑烦渴,又心实汗喘昏闷)。酒渍,肺热。

痰(胃虚土衰湿化)。痰饮(肺实,痰停心下伏两腋,有声咳则痛,又胃实亦如之)。痰迷(心实顽痰雍塞)。饮食化痰(脾虚土不胜湿)。

心痛(心虚喜按,又血痛,血凝于中,痛有定处)。气滞(心实烦闷而痛)。气上冲心(汗热)。停饮(心实干呕吐,痛作水准)。虫啮(心实)。饥时作痛(面白唇红)。眾痛肢冷(心寒)。

胸满(胆实邪气结聚)。结胸(胃实伤寒早下邪气结聚)。龟胸(肺热而胀也)。胸痛呕脓(胃实生脓)。

胁痛(肝虚血不养胁,又胆实,又肝热火郁)。左胁痛(肝实气不和)。右胁痛(肺实肝积邪也)。积聚(肝实在左胁下,名曰肥气)。

腰痛（肾虚水不足也，又小肠虚）。

胃脘痛（胃虚心悸喜按，又胃寒肢冷气冷，绵绵不休）。

噎膈（胃虚，上脘枯槁，能饮而食难，下脘枯槁，食可入而又复吐出）。

腹痛（肝实木气乘脾，又脾虚，又脾衰中有滞也，又脾寒绵绵不减）。停滞（胃虚不化）。积滞不消（脾虚）。不能食（脾实食不消，又胃虚不受）。不欲饮食（肾虚火力微也）。气积（脾实气郁发闷）。血积（脾实蓄血，刺痛有定处）。食积（胃实胀痛拒按，又脾实坚滞胀满）。痞积（脾实血滞成痞可按）。痞气（胃寒脾之积也）。虫积（脾实湿热所化）。臌胀（脾虚中空无物）。蛊胀（脾实中实有物）。胀闷（胃实积滞）。胀痛（胃实蓄血）。小便痛（肝实癥瘕之气聚也，又肝寒气结下焦）。奔豚（肾寒在小腹，上至心下）。

肠风（大肠热，下血而腹自不痛）。肠痈（大肠实当脐痛，溺而数如淋，而肠血，脾虚不能统血）。交肠（阴阳拂逆）。大小肠交（小肠实证）。小肠气（小肠实）。气滞下焦（脐下转痛）。胞痹（膀胱实，气结，便涩，一云膀胱气）。脏毒（大肠实，肠胃不清，下如鱼肠豆汁）。

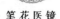

下　部

遗精(心虚肾不交也)。精滑(胆寒)。肢肿食少(烦闷不安)。赤浊(心热)。劳淋(膀胱虚,劳力辛苦,气虚而不化也)。老淋(膀胱虚,老人思色,精不出而内败)。气淋(膀胱实气滞水道)。血淋(膀胱实,血瘀茎中,割痛难忍)。冷淋(膀胱寒,闭塞水道)。膏淋(膀胱热滴,液如膏)。石淋(膀胱紧,下如沙石)。

疝气(肝实气结聚于下也)。疝瘕(肝寒气结,又肝热上无舌卷)。偏堕(肝热,睾丸舒缍)。

小便不禁(肝热阴挺失职,又肾虚气不能纳,又膀胱虚不能纳)。小便不利(肺热,火烁金而化源窒也,又肾热)。小便不通(膀胱热)。溺赤短(小肠虚水不能胜火)。溺濇溺短(小肠热)。便浊(肾热)。尿血(心热)。小便出血(肺热,又肾热)。

便脓血(膀胱热)。

脱肛(脾虚气下陷,又大肠热肿而痛)。

大便结(肾虚液枯)。便秘(肾热,又大肠实火闭也)。大便血(大肠肢冷喜热,又大肠热口燥唇焦)。

泄泻(肝实木旺克土,又脾虚土不胜湿)。洞泄(脾热,一泻如注)。泄渤(脾热利如口勃)。鸡鸣泄泻(肾寒)。白痢(脾寒伤气)。赤痢(脾热、暑热、肠血、噤痢同治)。久痢(脾虚下泄,又肾虚,又大肠虚,气血不足也,又大肠虚,腹痛绵绵)。

杂 证

惊悸(心虚,神失守也,又肝虚,血少火铄,又胆虚,心血不足以壮之)。怔忡(心虚,气自下逆)。健忘(心虚,又肾虚,心肾不交)。

不得卧(心脾思虑太过,神不藏也,又心热火迫之也,又胃实气不耗也)。

太息(胆虚气不足也)。

发热(肺表腠理闭也,又膀胱表)。夜热(肾虚阴虚发热)。恶寒(脾虚阳不达表,又肺寒阴忌其类)。恶寒无汗(膀胱表寒气所乘,畏风,肺表邪在皮毛)。

寒热往来(肝寒欲化虐也,又胆表已化虐也)。久虐(肾虚)。自汗(脾虚不能摄表,又肺虚表不固,又胃热蒸溽所致)。盗汗(肾虚,又胆热开腠理化)。烦躁(心热)。烦

笔花医镜

躁发热(肝虚)。癫狂(心热,弃衣詈骂)。发狂(肺表邪盛,又膀胱寒)。下焦蓄血(热伤小腹硬满)。谵语(心热火邪所致也,又肺表中□)。烦渴便闭谵语发狂(胃实,又燥粪,大肠实)。

厥脱(脾寒气里火急)。倦卧厥冷(肾虚火衰)。

虚劳,(肺虚吐血而成)。戴阳(肾虚阴火上亢)。命门火衰(肾虚虚状百出)。关格(膀胱热溺闭吐逆)。

三消(胃热结聚上焦,口渴中消易饥,下消小便如膏)。

身痛(脾寒拘急为风,重坠为湿,又膀胱□四肢拘急)。肌废(脾虚)。肢冷(脾寒)。筋萎拘急(肝热)。腿酸足软(肾虚)。

伤暑风(肺表恶寒头痛烦渴)。

□时疫(肺表初头痛发热,渐呕吐,胸满胀闷谵语唇焦口渴)。

尝杂(胃虚烦扰不□得食暂已,又胃□□大□□)。霍乱(胃寒,寒湿所伤)。黄疸(脾寒有湿)。酒疸(脾热酒湿)。阳黄疸(脾热,皮、面有光,溺皆黄)。发肿皮不亮(脾虚)。湿肿喜热(胃虚)。水肿(胃实)。发斑疹(胃热)。

例　论

　　数页书岂能疗千万病,然有纲举目张之法,盖病总由脏腑,总不外虚实寒热,审知其为何脏何腑之虚证实证,寒证热证,而联其病类以集之,则药归同路。疗一病可,疗千万病亦无不可。固不在多立病名,多立方书也,此所谓镜也。

　　凡人不愿知医者,以卷帙浩繁,见而生畏,不知从何学起也。兹但言其现何病象,系何脏腑,作何治法,寥寥数语,亦易知矣,其一切经络源委,概不缕叙,避繁赜也。若欲究其全,则自有诸名家书在。

　　用药如用兵,须量其材力之大小,盖有一利,即有一弊。如大补大攻,大寒大热之品,误用即能杀人。各部后分为猛将次将,俾阅者不敢轻用,即用亦必斟酌分量,庶知利害。

　　人生一小天地,病之轻者,如日月之食,不转瞬自必回和,断不可轻易服药,恐益乎此则损乎彼也。暇阅历既久,悉知其故,宁受众怨,不轻徇情,此事如老将临阵,大贾航海。愈历炼而愈知畏耳。

　　是书浅近。说法别无精意。不过愿人人稍知医理。不为庸医所误。以延寿命。且乡僻间不及延医者。亦可对症自医。取其便耳。至医家读书少而阅历浅者。得此亦有头绪。稍知把握。便可活人。

　　是编大半采仲景、东垣、景岳、钟龄诸家之说，亦述而不作之意。

　　凡古人立方，寓有精意，然断不可呆用。余尝见浅医，未经阅历，遇暑倦辄用清暑益气汤，而不知黄芪之闷，遇热喘辄用生脉散，而不知五味子之敛。卒至暑热伏留，缠绵床蓐而毙，甚可哀也。他如六味地黄汤及麻黄汤桂枝汤等，必须斟酌万稳而进，或用次将之品代之，否则一误之下，不可挽回，归咎古人，古人岂任受哉。